DESTIN DU TOXICOMANE

Claude Olievenstein

DESTIN DU TOXICOMANE

Fayard

Le temps des sciences
Collection dirigée par Odile Jacob

Déjà parus :

André LWOFF	Jeux et combats
François JACOB	Le jeu des possibles
Philippe MEYER	L'homme et le sel
Jacques RUFFIÉ	Traité du vivant
Jean-Pierre CHANGEUX	L'homme neuronal
André LEROI-GOURHAN	Mécanique vivante
André LEROI-GOURHAN	Le fil du temps
Claude ALLÈGRE	L'écume de la Terre
Daniel WILDLÖCHER	Les logiques de la dépression
Marc JEANNEROD	Le cerveau-machine
	Physiologie de la volonté
Emile HÉNOCQ	Un mal étrange : l'allergie
Antoine DANCHIN	L'œuf et la poule
	Histoires du code génétique
Yves COPPENS	Le singe, l'Afrique et l'homme
Jean-Jacques PETTER	Le propre du singe
Pierre DOUZOU	Le chaud et le froid
	Les conflits du vivant
Emilio SEGRÈ	Les physiciens modernes et leurs découvertes
	Des rayons X aux quarks
Stephen JAY GOULD	Quand les poules auront des dents
	Réflexions sur l'Histoire naturelle

Avertissement

Que le lecteur ne se formalise pas de ce que ce texte semble s'accommoder d'un trajet informel. Il y aurait en effet contradiction à chercher un mode stabilisé et structuré pour exprimer la turbulence et le mouvant, se recueilleraient-ils par intervalles d'instable équilibre. Plus que contradiction, il y aurait même négation.

Cet écrit procède donc par encerclements et redites, détours et retours, rétention, dépassement et déplacement, pour qui voudra bien entendre son rythme propre.

La pensée y naît en chemin, n'étant pas l'effet d'une instance, mais le fruit d'une constance. C'est la raison aussi pour laquelle, tout au long de ce travail, on trouvera des références à des moyens théoriques empruntés à la psychanalyse, à la physique et à la mathématique, sans que nous ayons respecté le sens rigoureux qu'ils peuvent avoir dans leur propre contexte : en effet, ces références nous ont paru opératoires pour nous comme idées-fulgurances, et non comme références épistémologiques.

Ce livre doit beaucoup à la pensée de certains auteurs, en particulier à celle de Michel Serres dont le livre « Naissance de la Physique dans le texte de Lucrèce » *a été pour nous une illumination, et auquel nous avons fait de larges emprunts.*

Nous avons aussi progressé grâce aux œuvres de Jean Bergeret (La dépression et les états limites) *et d'Henri Atlan* (Le cristal et la fumée).

A ces œuvres et à d'autres, nous avons puisé car il nous semble impensable que la clinique reste paléolithique, inculte, et n'emprunte pas au domaine des sciences ce que les moyens modernes d'investigation leur ont permis de découvrir.

Mais, de même que la science sans conscience n'existe pas ou se fourvoie, il n'y a pas de clinique sans accès à ce qui est essentiel à l'homme : la poésie, la philosophie, l'affectivité.

Nous demandons donc l'indulgence pour cet essai et espérons que le lecteur s'attachera davantage à la tentative, au dépassement et à l'approche, qu'au brouillon de l'écriture qui a paru nécessaire pour ne pas figer ce qui est la vie.

Claude Olievenstein.

Protocole

Tout le monde sait qu'il existe des toxicomanes — c'est une donnée ancienne ; mais la clinique des toxicomanes est une doctrine nouvelle. Dans le premier cas, on a affaire à une affirmation, à des raisonnements par analogies, à des ressemblances, des approximations. Dans le second cas, il s'agit de constructions modernes emportant l'intime conviction que c'est *comme cela* que ça se passe.

De même qu'il n'y a pas de physique atomique avant la science moderne, il ne pouvait y avoir de clinique des toxicomanes avant les acquisitions actuelles de la psychanalyse, de la neurochimie, de la neurophysiologie, mais aussi bien de la thermodynamique, de la théorie de la relativité et des théories d'Henri Atlan sur les systèmes autorégulateurs et les équilibres instables.

Il ne pouvait y avoir de clinique des toxicomanes tant que celle-ci eût présupposé, comme toute psychiatrie pure ou toute psychologie pure, un ordre quasilinéaire des phénomènes, que cet ordre fût ontogénique ou phylogénique, structurel ou topique.

En cela, la clinique des toxicomanes s'apparente davantage à la mécanique des fluides qu'à celle des solides. Elle a plus à voir avec les fluctuances, les turbulences et les tourbillons qu'avec une chute de corps solide. Elle oblige à appliquer une méthode scientifique à des événements incertains, survenant en des temps incertains. S'il y a déterminisme, il n'est que relatif, limité, et, surtout, ne produisant d' « effets » que lorsque certaines conditions de l' « instantanéité » auront été réalisées.

On voit là poindre une autre exigence de cette nouvelle clinique : celle du temps et de l'espace. Leur intervention dans les événements antérieurs à la prise de toxiques, à l'acmé de la première prise, ensuite dans l'imaginaire en action du toxicomane, puis lors de sa réintégration dans le monde commun, sera essentielle, mais combien difficile à sémiologiser et à expliquer. Pourtant, c'est aujourd'hui le minimum essentiel pour comprendre quelque chose à ce qui se passe dans l'ici et l'ailleurs, le déjà presque et le presque plus.

Pour comprendre, mais également pour induire les gestes du clinicien dont la conduite devra être à la fois générale — puisqu'il s'agit d'une clinique scientifique — et subtile, puisqu'il s'agit d'une clinique mouvante, tourbillonnante, d'où les « situations de jeux » ne seront pas exclues.

Rarement clinique aura-t-elle à être élaborée dans un tel champ de possibles, rejoignant en cela le mouvement brownien des rencontres particulaires en laboratoire. Car, pour citer Michel Serres, « le réel se cache parmi les possibles, les possibles se cachent sous le réel ». Et tout l'art du clinicien résidera dans les décisions qui, de l'interprétation à la cure, déboucheront sur l'harmonie du réel et de l'imaginaire — de la loi réelle et de la loi imaginaire.

On ne peut élaborer une telle clinique, en raison même de ce qui vient d'être dit, que si l'on a une connaissance réelle d'une grande population d'usagers de la drogue et de toxicomanes. Seul l'assemblage patient, cas par cas, de ce qui est commun et de ce qui est différent pourra permettre de séparer les uns d'avec les autres, de reconnaître le pathologique et de le distinguer de ce qui ne l'est pas. Car, globalement, pour l'observateur, il n'y a pas là de différences, alors que localement, pour le clinicien, et cela depuis toujours, la différence est énorme, même s'il n'a pu la formuler jusqu'ici de manière satisfaisante.

Mais la vérité scientifique, comme le passé, n'acquiert sa pleine valeur que de façon tardive. Pour que quelque chose devienne « évident », emporte l' « intime conviction », il faut révéler la simplicité profonde de problèmes apparemment complexes.

Dans notre domaine, il a d'abord fallu bâtir

des « systèmes » fixes, donc fixistes. Par la notion de « structures », on a pu ainsi établir une nosographie et une clinique psychiatriques, et, par la notion de « topiques », établir une clinique « psychanalytique ». Or, ces notions se révèlent inadéquates : elles ne sont qu'un des éléments du « possible » dont nous parlions plus haut, elles laissent trop de place aux dissemblances, à l'à-peu-près. Elles n'emportent pas l' « intime conviction ». Il convient d'introduire ici l'inégalité des destins, alors même qu'ils sont d'identique apparence. Il ne s'agit pas là d'un discours sur l'inégalité acquise, génétique, mais de la réintroduction de la notion de « moment fécond », de vitesse de déroulement des phénomènes psychiques, de l'importance de l'instantanéité des chocs, notamment, par exemple, dans la relation mère-enfant. La relation est fondamentalement invariante ; ce qui ne l'est pas, c'est l'ensemble des conditions et circonstances. S'il y a identité profonde, il n'y a pas communauté de destin.

Il faudra donc, paradoxalement, trouver de l'ordre dans le désordre. Mais, à le dire trop vite, on comprendra (mal) : mettre de l'ordre. Il ne s'agit pas du tout de cela, mais de trouver le fil conducteur qui permettra de défaire les nœuds invisibles de l'impossible savoir, pour mener à la clinique et, partant, à l'action thérapeutique. C'est du désordre, lui-même indispensable à l'équilibre, que naissent les perturbations pathologiques qui ne sont rien d'autre que

d'autres formes de désordres au milieu d'équilibres instables.

Disons, pour être plus clair, qu'entre plusieurs désordres possibles, le hasard des rencontres à l'intérieur du système familial, puis à
l'extérieur, puis avec le produit et la loi, crée un
chemin particulier comme celui de la naissance
d'un autre monde. Il s'agit là de mouvements,
de chocs, bien plus que de prédispositions ou
d'acquis ; il s'agit de turbulences plus que d'or-
ganisations. L'Ordre succède au désordre
comme le désordre succède à l'Ordre.

On conçoit le grave danger d'incohérence
qu'il y aurait à vouloir ne se pencher que sur la
phénoménologie de la clinique et à s'y perdre. Il
faut dessiner les limites, clôturer un espace
pour que, comme dit Michel Serres, « le semblable rejoigne le semblable ». Et il n'est pas
inutile de continuer de citer le même auteur
(qui ne connaît pourtant pas l'argot des toxicomanes) pour ajouter : « La descente assure la
différence comme la création. Encore un coup,
la descente fait l'ordre ainsi que la dérive, le
déclin, le désordre. »

C'est en dépassant la sémiologie descriptive,
phénoménologique, tout en la prenant en
compte, en assemblant les semblables dans le
mouvement, que l'on créera la forme, la clinique de la toxicomanie.

Mais il y faut davantage, car il n'y a pas
entière liberté : une clinique doit tenir compte
des contraintes d'un système global de limita-

tions propre aux hommes eux-mêmes ; ces hommes sont situés, clôturés dans leurs familles, leur milieu, leur société, leur génétique. Encore faut-il introduire, même pour la génétique, et à potentiel égal, les mêmes notions de « moments féconds », d'instantanéité créatrice. Notions que l'on ressent d'instinct sans pour autant arriver à les prouver, tant nous sommes figés par le respect de la science qui nous fait accepter comme immobile l'hérédité des caractères acquis.

De ce rapport du mouvement intime (qui va du gène et de la cellule à l'affectif, au temps vécu, en passant par le stade du miroir, mais où, toujours, « l'œil est dans la tombe et regarde Caïn ») à la confrontation des systèmes contraignants, naît la déclinaison qui va du symptôme à l'homme malade. Déclinaison, avons-nous dit, car du symptôme à l'homme malade, c'est d'une reproduction cauchemardesque ou grotesque de la naissance à la mort qu'il s'agit. L'on peut même dire que le malade singe le destin de l'homme, promis à sa propre destruction, pour mieux tenter d'échapper à son déclin réel : à la mort.

Le toxicomane, plus que tout autre « homme malade », singe ce déclin, lui qui s'y adonne en apparence volontairement. Mais ce qu'il décline là, c'est ce qui s'inscrit en lui dès son acte de naissance et qui emporte très tôt son « intime conviction ».

Rien n'est inédit pour lui, tout n'est qu'illusion dès lors qu'il vit et sent qu'en lui-même, tout essai d'ordre se défait et meurt, le mettant en toutes circonstances devant les indicateurs de sa mort. Et quel contraste entre sa beauté, sa jeunesse et une telle dérive, que l'on n'accorde qu'aux seuls vieillards comme allant de soi !

La clinique aura à démasquer (ce qu'elle a su faire avec le plus grotesque des grotesques : l'hystérie) ce jeu devant la mort et à pointer avec une exigence intransigeante l'erreur tragique, ce leurre selon lequel le symptôme effacerait le désordre et empêcherait la mort. Et d'abord pour le thérapeute lui-même qui, carnivoresquement, consomme du malade pour éluder la sienne propre, et qui ne pourra en « guérir » qu'en acceptant sa pente fatale.

Il faut donc absolument réintroduire le temps, ou plutôt *les temps* dans la clinique, ou, mieux encore : l'*espace-temps*. Le modèle est à emprunter à la physique, en son après-Einstein. Ni le corps, ni le cerveau, ni même la cellule ne vivent dans un temps immobile. Au niveau psychique surtout, les phénomènes « on » « off », « on-off », le frayage de nouveaux circuits qui deviennent prévalents sur les circuits normaux, sont constants. A ne pas rattacher le symptôme à tout ce mouvement, à ce désordre, à cet écoulement, on est réduit à ne rien comprendre et, partant, à n'avoir aucune prise sur l'événement.

Il n'y a genèse (et le symptôme, le signe, la clinique *naissent*) que par et dans le mouvement, que par l'écart, le décalage, le désordre. En soi, l'homme bien portant n'existe pas ou n'existe qu'en quelque état final équilibré. L'écart est naturel à tout flux vital. Mais entre l'écart et la situation de souffrance existe un seuil, un seuil sensoriel de reconnaissance qui est le mystère à l'élucidation duquel doit s'attacher la clinique. C'est la différence entre le feu et la chaleur : l'un est constaté, l'autre ressentie.

Mais n'est pas ressentie n'importe comment : la perception contourne les obstacles matériels et psychiques de l'histoire personnelle et de la situation de l'homme, même si elle aboutit au même récepteur-reconnaisseur final. Tout est dans cette immense complexité de réseaux, de stocks de souvenirs, de stocks de chocs affectifs et/ou physiologiques. Pour prendre un exemple concret : la même source de douleur sera reçue (donc renvoyée) différemment suivant qu'il s'agit d'un sujet sain, d'un sujet qui a l'expérience de la douleur, d'un sujet qui a la mémoire de cette douleur-là, et, enfin, d'un sujet qui la ressent comme un plaisir masochiste.

De même que le mécanisme de fonctionnement le plus simple d'un neurone implique une multitude de systèmes de pompes, de potentiels d'action, de canaux sélectifs volto-dépendants ou chimio-dépendants, d'enzymes en déplacements complexes, il serait naïf de croire que, pour tous les hommes, le cheminement qui va de la perception brute à la constitution d'un symptôme soit identique. Et il serait grand temps qu'en clinique, l'on puisse fonctionner à la fois à différentes vitesses et à différents niveaux :

— niveau globalement égal pour tous les hommes quant au schéma ontogénique et phylogénique de la reconnaissance mnésique, par exemple ;

— niveau strictement individuel quant au mélange entre les éléments découlant de la précédente structure profonde, « de base », et des éléments hétérogènes rajoutés depuis l'enfance en fonction de l'histoire biologique, familiale et sociale de l'individu ;

— niveau aléatoire dû à la rencontre du « hasard et de la nécessité », de ces moments féconds à l'instantanéité créatrice d'événements psychiques.

C'est donc le mouvement qu'il va s'agir d'étudier, et la difficile confrontation, permanente et minimale, entre ces trois niveaux, en recherchant le fil conducteur qui va des moments explosifs à l'apparent calme plat qui étalonne par exemple la vie du toxicomane. Encore faut-il y ajouter ce que nous apporte, toujours par référence à la physique, outre la cinétique des événements, capitale en elle-même, la chaleur, l'espèce de densité calorimétrique de l'événement, qui contribue à l'atmosphère indicible du vécu. Minkowsky a magnifiquement apporté sa contribution à la notion structuraliste de temps vécu. Mais ici, en sus de la différenciation grossière entre temps normal vécu et temps pathologique vécu, il faudra tenir compte de l'éparpillement, de l'émiettement, de la molécularisation de ce temps. Ce qui, notons-le, vaut déjà pour tout le monde, mais n'accède pratiquement jamais (hormis la sensation de douleur et l'orgasme) au niveau du conscient.

Tâche gigantesque, mais que nous aidera à parcelliser le produit et ses effets, agissant comme un révélateur au même titre que le microscope électronique pour la neurobiologie. Au flux d'informations habituelles répondent des récepteurs décalés et grossissants. La vie n'étant guère possible sans virtualités d'équilibres (fussent-ils instables) à l'issue des turbulences et des déformations, nous aurons des équilibres décalés mais référentiels par rapport à chacun des trois niveaux. Il faudra constamment aller des uns aux autres, sans perdre de vue ceux qui ne sont pas immédiatement référents. C'est là une mobilité, une gymnastique qui ne peuvent accepter les notions de structure ou d'organisation topique que comme pis-aller momentanés : le produit crée à grande vitesse un simulacre, un effet psychique de fulgurance pour lequel, en réalité, sont requis un espace et un temps long. Pour qu'il y ait cet éclair, il faut déjà au préalable qu'à d'autres vitesses, par d'autres voies, se soit constitué le capital mnésique qui, à l'instant, vient d'être restitué.

Le clinicien aura donc pour toute première

mission d'effectuer un travail de décodage par lequel le manifeste est renvoyé au latent, le signifié au signifiant, ce qui n'a rien de bien original, mais à des niveaux référents distincts, compliqués par d'innombrables phénomènes de *feed-back,* d'autres phénomènes apparentés à des systèmes de frayage préférentiels pour tels ou tels affects psychologiques — pareils en cela (par leur effrayante complexité) aux phénomènes physico-chimiques membranaires de la cellule nerveuse.

Si nous introduisons ici cette référence, c'est que, pour ne prendre qu'un exemple, dans un système familial quelconque, l'intensité d'un affect est codée par la fréquence des chocs reçus dans et par le système, tout comme dans la cellule, l'intensité d'un stimulus est codée par la fréquence des influx. Le système psychique ne fonctionne pas comme un système informatique — ce serait là une simplification abusive et scandaleuse —, ni comme quelque tuyauterie perfectionnée. Mais, de la neurobiochimie, nous avons à retenir l'extrême complexité et le non-équilibre permanents, les constantes mobilité et sélectivité, et à comprendre comment, parmi tant d'événements en apparence équivalents, s'opère l'inéluctable sélection.

Cette vision syncrétique et mobile d'une clinique des toxicomanes est nécessaire, sauf à faire abstraction de tout ce qui est spécifique au toxicomane par rapport aux espèces névrotiques ou psychotiques. Ce qui est spécifique est justement ce qui est étudié par Michel Serres dans le texte de Lucrèce, et d'abord un grand théorème-limite : « En un atome temporel, la totalité de l'espace. » Cette instantanéité, cette acmé dont parle tout toxicomane à qui sait l'écouter : lumière et chaleur émises au cœur des corps, poésie et philosophie à la fois révélées dans l'inédit immédiat, et désossées comme la lecture des tables de la Loi par Moïse. De l'infiniment petit à l'infiniment grand : tout, tout de suite. Et pareillement pour la souffrance et la grande mélancolie, la mort.

Tout global et tout diffusé en particules. Nous l'avons dit : en temps égal, un espace multiple ; en espace égal, un temps multiple.

Il nous faut malheureusement, pour saisir tout cela, obtenir par réduction une certaine stabilité au moins référentielle, sinon il n'y aurait pas plus de clinique qu'il n'y a d'écriture pour la danse. C'est là, d'ailleurs, que le piège se ferme, qu'a bien saisi Jean Bergeret, par exemple, dans sa tentative de ne pas tout ramener aux structures névrotiques ou psychotiques. Mais là où il a mis un palier à l'escalier, il faut oser davantage et mettre un radeau sur le flot, limite de la stabilité nécessaire : stabilité de référence que ces paliers et obstacles dès lors qu'ils cessent d'être fugaces, provisoires. En somme, il nous faut aujourd'hui, d'extrême urgence, trouver une statique rigoureuse du mouvement.

Ce qui ne recoupe que très imparfaitement

une conception freudienne du psychisme : en effet, à regarder schématiquement un toxicomane, on croit constater que la libido reste fixée à un stade auto-érotique, perd sa mobilité, ne trouve plus le chemin des objets. Or, cela est à la fois vrai et faux. C'est un regard qui exclut les effets objectaux et fantasmés du produit et, bien plus, le souvenir constamment en action — dans des systèmes de frayage, de redondance interne — des effets du produit et de la fin desdits effets. Cet exemple révèle le très grand danger qu'il y a à plaquer une conception qui « se rapproche », qui « ressemble ». Tout ce qui ressemble, trompe. Et ce n'est pas en créant, à l'intérieur des mêmes systèmes d'explication, une tierce voie que l'on comprendra davantage. Les références théoriques à toute conception structurelle, pour utiles qu'elles soient, doivent strictement être référées à cette « statique rigoureuse du mouvement ». Laquelle implique aussi quelque chose que ne peut accepter le clinicien traditionnel : le passage permanent, lent ou rapide, accéléré ou extrêmement ralenti, télescopé ou molécularisé, du morbide au normal ou vice versa.

Une telle critique s'applique également au narcissisme et à la conception qui fait du toxicomane quelqu'un dont la toxicomanie démarre par la frustration. Cela est vrai et faux. Nous démontrons dans nos pages sur l'enfance du toxicomane que ces notions de frustration et de narcissisme ne peuvent être qu'incomplètes, parce que pré-connues : vis-à-vis d'elles, le toxicomane est agnostique, l'événement qui le marque étant le stade du miroir brisé où se forme la connaissance-déconnaissance de soi dans un mouvement où l'instantanéité — le déjà presque et le presque plus — sera certes constamment répétée et vérifiée psychologiquement et biologiquement, mais où ce qui dominera sera l'inconnaissance d'une image idéale de soi. Ainsi, le type narcissique (cf. le travail de R. Ingold) que l'on croit retrouver chez le toxicomane avec son intolérance à la frustration extérieure et sa prédisposition particulière à la psychose et à ses troubles pervers, n'est que le démonstratif manifeste, mais strictement intermittent et de transition, ou plutôt de bouche-trou, en l'absence du produit injecté, face à l'angoisse, à l'agnosie perpétuellement en mouvement de celui qui ne peut que dire : « Etre ou ne pas être. » A qui l'image idéale du moi est au contraire plus qu'à tout autre interdite, car inconnue, car inconnaissable. Et dont les sens ne cessent d'être les récepteurs de cette connaissance-déconnaissance, l'obligeant sans répit à corriger, à essayer d'adapter. Et cette tentative d'adaptation ne peut être que démesure instable, tant il est vrai que le seul modèle n'a été qu'un entr'apercevoir, jamais global, jamais total. Il n'y a pas trahison dans l'imaginaire, comme dans tout narcissisme, car l'imaginaire fantasmé comporte en lui-même le manque. Il y a béance de l'imaginaire. Il y a obstacle à la fertilité de l'imaginaire.

Mais obstacle ne signifie pas annulation : la preuve en est l'action du produit qui, comme le ciment, colmate la brèche et permet à un imaginaire, l'instant d'avant défaillant, d'émettre à flots, et en tous sens, une étoile de flux. Comme si le produit frayait alors un passage, pareil à un pont jusque-là coupé, à tout le contenu renfermé par la brisure.

De la fin même des effets du produit, on ne peut qu'induire encore la succession du mouvement et de sa statique : voilà un imaginaire en action, extrêmement riche et fécond, et le voici l'instant d'après anéanti, ne laissant place, sur le champ de bataille, qu'à la douleur, la mélancolie et la mort.

Il faut donc ici encore bousculer toute référence. On ne peut pas plus parler de carence de l'imaginaire que d'imaginaire luxuriant, car il y a passage répétitif de l'un à l'autre (encore qu'il y ait phénomènes de sommation et phénomènes d'épuisement). Pour le comprendre, il faut avoir à sa disposition et une théorie générale des voies ou chemins du mouvement, et une théorie globale qui restaure les situations du manifeste ; s'aider de la psychanalyse en la contrôlant par et dans la physique, en privilégiant tout ce qui émane de la mécanique des fluides et de la thermodynamique.

Là où les choses se compliquent encore, c'est lorsqu'on en vient à aborder les phénomènes de sommation et d'épuisement dans la production d'un effet psychique (symptôme ou fantasme). Pour reprendre un vocabulaire vieilli, l'habituation ou l'accoutumance ne s'expliquent pas plus que la diminution ou l'augmentation de la douleur. On assiste, interloqué, à une diminution d'intensité de la réponse au stimulus douloureux ou à l'effet du produit. La tentation serait grande (exploitée par les skinneriens) de n'y voir qu'une diminution d'intensité de la réponse comportementale, assimilable à l'adaptation des réflexes de défense de l'aplysie quand on répète la stimulation de son ganglion abdominal.

Certes, il y a là aussi plusieurs niveaux, et l'on ne peut exclure l'apprentissage de la reconnaissance du stimulus pour ainsi dire banalisé. Mais, à l'inverse d'une réaction de défense, chez le toxicomane le stimulus n'est pas inoffensif ; il apporte au contraire une énorme récompense déjà enregistrée dans la mémoire du sujet. Récompense qui, si elle n'est pas nouvelle, n'a rien perdu de sa signification, de ses vertus de ciment bouche-trou de la brisure, de ses possibilités de plaisir. L'accoutumance du toxicomane est donc autre chose que cette réponse banalisée. Pour la comprendre, il faut admettre, même aux niveaux des phénomènes de mémoire, les phénomènes de flux, de reflux, de mouvement, bref, de cinétique conflictuelle. La mémoire n'est pas un stock, une réserve dont on tire au moment désiré la fiche adéquate ; la mémoire qui existe à court terme, mais aussi à long terme, est le champ permanent d'un conflit sélectif et créateur (fût-ce d'angoisse, par exemple, lorsqu'on perd le nom d'une personne de connaissance). Ici, chez le toxicomane, le conflit permanent se situe entre le gommage de la brisure-reconnaissance sans cesse retrouvée et l'après-brisure. Il ne peut y avoir d'oubli de la brisure que momentané, car le dynamisme de l'effet de la brisure, sa place dans l'économie libidinale et physiologique du sujet, l'emportent à la longue sur le dynanisme de l'effet du produit. Combat de titans : seul l'assoupissement de l'un des deux monstres permet un retour offensif de l'autre, après une période de sevrage par exemple.

L'accoutumance n'est pas, comme veulent le faire croire les behavioristes, un procédé purement mécaniciste, impliquant diminution de médiateurs chimiques et épuisement des récepteurs ; l'accoutumance est à la fois une réponse neurochimique et un phénomène psychique extraordinairement complexe de confrontation entre des intérêts psychiques contradictoires, où jamais rien n'est joué, mais que l'on ne peut pas non plus réduire au classique conflit freudien des pulsions entre le *ça* et le *sur-moi* des psychotiques, car ce serait nier le côté organique, inerte, non fantasmatique du produit.

Se présente donc cette nouvelle question du rapport de l'organique extérieur, de l'organique bio-physiologique, et du psychisme créateur, du passage de l'imperceptible au perceptible. L'un ne peut pas plus être considéré à l'extrême comme la fidèle servante d'un psychisme noble, que l'autre ne peut être réduit à un apprentissage répété de l'acquis par rapport à l'inné.

D'une chose au moins l'on peut être sûr : il s'agit bien de combat, la plus grande force l'emporte et passe, bousculant une contrainte plus faible qu'elle. Tel Organon devient l'allié de telle manifestation psychique, et vice versa. Et cela est déjà vrai en l'absence du produit qui, autant que de catalyse, fabrique du révélateur et du grossissant. De ce combat est manifeste le signe de la souffrance, de la douleur et du manque, dont la production est si spectaculairement physique et psychique à la fois, mais dont la manifestation n'est pas que contemporaine (le manque psychologique triomphant, et pour longtemps, du manque physique). Et il y a loin de ce combat au combat pour la survie du nouveau-né à qui tout est également manque. A l'évidence, il ne s'agit pas du même manque. Le nouveau-né a besoin de tous autres auxiliaires pour, par l'apprentissage, grandir, survivre et exister, alors que le seul auxiliaire du toxicomane ne peut être qu'un produit assez puissant pour fabriquer de l'imaginaire.

Ici encore, en d'autres termes, se présente la nécessaire adéquation de la clinique : la naissance du petit d'homme est exactement « de nature » ; même s'il est en manque, il s'agit d'un manque constructif dont les repères sont marqués ontogéniquement et phylogéniquement ; la naissance du toxicomane par et dans la brisure, dans son écart à l'équilibre ontogénique et phylogénique, crée une turbulence dans l'action, fabrique son temps et sa démesure en dehors de la « nature ». Toute référence à l'ordre normal serait fatale, car elle impliquerait un retour à l'équilibre, ce qui est impossible ! La clinique se doit ici d'éviter la réalité extérieure pour mieux comprendre et appréhender la réalité intérieure dans laquelle, outre le combat de l'organique avec l'organique (le produit avec le système nerveux, le produit avec le médiateur chimique, etc.), se livre cet autre combat : celui de la mémoire, et, plus spécifiquement, celui de la mémoire du plaisir organisé dans un imaginaire en action et de l'organique qui tendrait à épuiser, à banaliser cet imaginaire en action (ce dernier vainquant d'ailleurs épisodiquement).

Mais, dans ce combat, il n'y a jusqu'ici pas place pour la dépendance, même si nous avons parlé de manque. Plus exactement, on n'a pas vu comment elle se constitue et comment elle se maintient. On pourra ensuite se poser la question de savoir quel espace psychique elle remplit.

La dépendance psychique est le pont imaginaire dont les arcs-boutants sont les mécanismes de la dépendance physique. La dépendance est un flux qui permet, par le souvenir de l'effet de remplissage du produit, de ne pas s'écrouler devant le vide psychique de l'entre-brisure ; c'est la forme résistante et amoindrie de l'imaginaire en action dont nous avons parlé. La dépendance inverse, le rapport au plaisir, mais, dans cette inversion même, le plaisir n'est pas anéanti : il existe, quoique en négatif (c'est là un tribut payé au masochisme et à la culpabilité de ne pas avoir pu ou su réaliser son identité). La dépendance est une sorte d'hallucination négative, également une mobilisation de l'imaginaire : un phénomène autant actif que passif. Elle renvoie à une autre connaissance du corps et de l'organique, elle complémentarise la totalité sexuelle dans sa composante masochiste. En cela, la dépendance est *également* une lutte contre l'accoutumance, l'habituation, la banalisation. Mais, renvoyant à l'impossible identité, elle est à l'opposé d'un modèle narcissique de l'image de soi. A tout instant elle marque et scande cette incomplétude. Elle est le signal en marche de la personnalité du toxicomane qui n'est réductible ni à une personnalité psychotique ni à une personnalité névrotique, pas même à l'un de ces états limites si bien décrits par Jean Bergeret. Cette personnalité, son rapport avec une quelconque organisation structurelle ne peuvent se concevoir ni donc se définir que comme une dynamique en action : les entr'aperçus d'aspect psychotique, névrotique, pervers, maniaco-dépressif ou tout autre, ne sont que des paliers d'ordre instable dans une turbulence autrement plus complexe.

Il faut s'y faire : c'est d'une clinique du mouvement qu'il s'agit. Mais, pour préciser encore les choses, disons que si, pour la nécessité de l'exposé, nous parlons *du* toxicomane, loin de nous la conception qu'il existe un type de toxicomane, comme il existe pour Freud un type narcissique. Encore moins un toxicomane type ! Il y a des alliances au long cours à partir de conflits archaïques, nés le plus souvent du stade pré-génital, entre telles composantes de défenses psychiques du sujet (elles-mêmes fabriquées par des constellations familiales différentes) et les apports de l'extérieur dominés par le produit, et il y a des alliances à court terme entre ces mêmes composantes, ou d'autres, et les effets du produit, mais également les positions culturelles ou idéologiques et la situation sociale. Ces alliances peuvent, à un moment donné, s'organiser sur un mode psychotique, névrotique, pervers, etc. Mais elles se désorganisent aussi et autant pour se réorganiser ailleurs devant tout nouvel obstacle. On en voudra pour preuve les remarquables variations de la vie sexuelle objective, fantasmée et sublimée des toxicomanes qui passent d'un stade agénital à une homosexualité ou à une hétérosexualité, ou vice versa, qui jouissent quasi moléculairement ou cellulairement dans leur défonce pour, de nouveau, annuler tout désir sexuel, alors même que l'auto-pénétration par la seringue représente à l'évidence plus qu'un symbole, et que la masturbation reprend une ampleur et une signification démesurées.

Dans ce contexte, il ne faut pas séparer la dépendance de l'intolérance aux frustrations, si vives chez le toxicomane qu'on a pu le définir comme celui qui veut « tout, tout de suite ». L'intolérance aux frustrations n'est pas constitutionnelle ; elle naît, elle aussi, de et par la brisure, c'est une constante, comme de dépendre de l'annulation des béances laissées par les morceaux de miroir brisé. Elle ne relève pas d'une quelconque faiblesse constitutionnelle, mais d'un acquis, un peu comme une pompe aspirante qui cherche à tout prix le retour à un équilibre, une homéostase ; c'est une tentative de réparation, un processus actif de l'économie du sujet, mais qui ne peut jamais réparer la brisure. En cela, cette intolérance aux frustrations n'est ni nutritionnelle ni de nature. L'homéostase est impossible : d'où le symptôme, d'où la clinique. Ce qui veut dire aussi qu'après chaque tentative, il ne peut y avoir retour au *statu quo ante,* mais évolution, modification. Et de ce déplacement, de cette absence de bouclage exact, il faut aussi tenir compte, car ils participent de l'explication de la sommation de l'accoutumance avec diminution d'effets du produit. Malgré la tentative ô combien répétitive du toxicomane d'introduire le cycle, le *high* et le *down,* ce cycle n'existe jamais pareil en lui-même. Tout est dans ce stable et instable à la fois, dans ce cycle incliné dont la pente et l'angle deviennent objets de l'étude clinique plutôt que, classiquement, le cycle lui-même (en cela, le toxicomane n'est pas un maniaco-dépressif). Et qui dit cela, dit également que s'il n'y a pas que sensibilisation aux effets du produit, la dépendance n'est pas non plus un phénomène de conditionnement passif ou associatif mais, comme nous l'avons déjà noté, une tentative de reconstituer le cycle, l'unité de la personne propre. La dépendance n'est pas un apprentissage car, comme tout phénomène imaginatif, elle n'est pas, contrairement aux opinions émises, identique à elle-même à chaque moment. La dépendance devient une suite, un *après* autant qu'un *pendant*. Elle ne respecte pas plus les lois du conditionnement que les lois de l'ontologie, elle est, elle aussi, stable et instable. Etre dépendant, c'est n'être pas mort, n'être pas vide ; il vaut mieux être parasite que de se vivre non-être.

On touche là quelque chose du volontarisme de la toxicomanie. Volontarisme qui, comme l'a dit François Perrier pour l'alcoolique, se construit au su et à l'insu de l'intéressé. Le volontarisme de la dépendance réintroduit, réinjecte un « temps » presque normal (ou pouvant être perçu comme normal) là où n'existaient que l'instantanéité, le « déjà presque-presque plus ». La dépendance fait naître un état, dans la souffrance certes, mais dans la souffrance consciente, c'est-à-dire enfin dans la conscience de soi — énorme, massive —, comme le pervers qui a besoin d'être fouetté pour ressentir une émotion, un plaisir. A tout le moins la dépendance préserve, puisqu'elle existe, de la mort ou du moins de l'angoisse de mort. La dépendance est comme un greffon : c'est la structure de base de la personnalité qui en modifie la stabilité, pour aboutir quasiment mais temporairement à une autre structure : d'où les variations apparentes de la nosographie. Mais ce greffon est lui aussi mobile, variable, inadéquat à lui-même, ne serait-ce que parce qu'il dépend d'une substance inerte et conduit ainsi à passer d'un arrangement structurel à un autre, etc. Passage de la primauté du principe de plaisir et du narcissisme à la mise en question centrée sur le registre génital et sur le principe de réalité.

On s'y perdrait à moins en voulant à raisonner en termes de structures et de topiques : c'est comme si, en économie, on persistait à raisonner en termes d'économie marxiste ou socialiste. Même si l'on se veut psycho-généticien clinique, ce présupposé implique presque une marque génique. Notre propos à nous sera bien au contraire de réintroduire constamment le télescopage, la fusion, le *clinamen,* de nous habituer à un raisonnement fluide devant des phénomènes fluides. Le clinamen par rapport à la normalité. Jean Bergeret nous rappelle fort à propos que *norma,* en latin, correspond à l'équerre de l'architecte : celui-ci a besoin d'une équerre pour constater la pente et Michel Serres, après Lucrèce, insiste sur le fait que le clinamen est minimal, il est l'instance, l'écart à l'équilibre. Pas de clinique sans clinamen. Il n'y a pas de clinique de l'immobile ; il n'y en a pas davantage de l'équilibre. La clinique n'a d'existence que temporaire et relationnelle. Temporaire, car elle décrit des états de passe ; relationnelle, car elle décrit le rapport de soi à soi, du symptôme à soi, et de ce tout au thérapeute et au théoricien. Ce que doit décrire la clinique n'a aucune relation d'équivalence ; toute passe, même répétitive, reste unique et inédite ; c'est donc le mouvement, la tendance à, le passage vers, qui seront les références permettant de parler des toxicomanes en général. Nous le marquerons plus loin en décrivant notamment la brisure et le miroir brisé : ce sera cette passe de la brisure qui se retrouvera pour l'un comme pour l'autre, mais ce qui se voit pour chacun dans le miroir, et les yeux qui le et l'y regardent, n'ont évidemment aucun équivalent.

Michel Serres dit : « Les savants prévoient l'heure de l'éclipse mais ne savent pas s'ils pourront la voir. » Il en est exactement de même avec le mouvement et les passes de l'économie psychique et libidinale du toxicomane. De ce que nous connaissons de son enfance, des chocs en ondes du système familial, nous pouvons induire le rapport futur avec la loi, la morale familiale et sociale, la loi imaginaire, par exemple l'incapacité extrême de résister à une frustration, mais nous restons toujours stupéfaits quand ces événements — qui, pour nous, devraient être prévisibles, si du moins nous sommes de vrais cliniciens — adviennent. Parce que nous restons habités par l'idée ancienne et de la loi et de l'ordre. Nous aspirons encore aujourd'hui à une détermination exacte, ou, mieux, à une détermination rigoureuse. Dans ce domaine, la psychanalyse court après la génétique. Or la passe, le mouvement dont nous parlons est lieu du désordre, du « hasardeux local » et de « l'informe ». Comme le dit encore Michel Serres : il s'agit là, fondamentalement, du temps d'un autre temps.

Le temps, toutes les cliniques sont falsifiées en son absence. Minkowsky, avec son « temps vécu », nous avait pourtant prévenus. C'est le temps qui signe le hasard et l'incontrôlable, l'instantanéité et l'infini. Le temps n'est pas un système clos, il est et il n'est déjà plus. Il est futur, il est souvenir, donc imaginaire et mémoire. Mais, d'abord et avant tout, le temps est fluide. Le temps empreint de fluidité l'événement psychique : enlevez le temps, l'événement psychique est monolithe ; introduisez-le, il devient météore. Evénement temporel, il change également d'espace, il se déconcentre, part dans tous les sens. L'événement psychique cesse d'être dans l'ordre et d'être ordonné, il devient chaos, il cesse d'être intelligible, sauf à déchiffrer le chaos. La clinique devient ce que le braille est à l'écriture. La référence ultime de ce braille, c'est que tout chaos qu'elle soit, toute dimension temporelle qu'elle puisse être, la vie psychique ne peut non plus exister sans système, et d'abord sans système nerveux. Pas d'événement psychique sans contrainte, sans rapport constant avec l'économie des systèmes.

Mais ce qui est là essentiel, ce qui doit être tenu pour nouveau, c'est que ces systèmes sont poreux, c'est que le flux temporel les modifie, les transforme eux-mêmes en flux. Chaque système, dans son fonctionnement, est livré à l'opérateur temps. Celui-ci l'atomise et le globalise à la fois. Le commun des mortels ne s'y trompe pas, qui parle par exemple d'*emportement* des sens. Tout système fonctionne à son rythme, certes, mais est également le siège de tempêtes. Le système fuit, se transforme, il n'est pas immuable. On le savait déjà : on parlait de mort du neurone, de vieillissement du système nerveux, mais comme à terme, comme dans l'infini, alors qu'il faut en rendre compte dès lors que l'événement psychique et sa traduction symptomatologique se produisent. Evénement et systèmes sont certes stables, mais ils ne le sont que pour un moment qui, de surcroît, les voit se perdre. C'est déjà la fin du flash, la mort de la planète. Le corps, « système ouvert, est le lieu ou le siège d'un échange de flux », constate Michel Serres. Ces flux sont de nourriture (bonne ou mauvaise, réelle ou imaginaire), d'éros, de perception (bonne ou mauvaise, réelle ou imaginaire) et d'informations (intellectuelles ou infra-intellectuelles). Et de cette hyper-complexité naissent, dans le temps et par le temps, d'autres flux qui peuvent être symptômes et douleurs — seule la mort est le terme temporel de l'aventure.

Mais, plus que chez tout autre, l'aventure du toxicomane se fonde sur une expérience personnelle et volontaire. Cette expérience n'est pas transmissible — pas plus au clinicien qu'à tout autre. Simplement, celui qui l'a éprouvée peut en dégager des éléments et les communiquer partiellement à autrui — au clinicien. Ce dernier y découvrira la voie sur laquelle il pourra s'engager. D'où, entre autres, la nécessité absolue d'un volet phénoménologique dans la clinique des toxicomanes. La description de cette expérience toxicomaniaque offre un déploiement plus riche que l'expérience elle-même (tout en ne la contenant pas pour autant), car seul le clinicien peut l'associer à d'autres expériences (y compris les siennes propres), à d'autres savoirs, à une connaissance. Il appartient donc au clinicien seul, plus qu'au toxicomane, au philosophe ou à qui que ce soit d'autre, de construire aujourd'hui des systèmes ouverts, des modèles complexes, stables et instables, qui passent de l'inerte au vivant. Complexes et ouverts dans et par le temps : telles sont les conditions définitionnelles de leur formation. Tout autres modèles ne seraient qu'archaïsmes ou abstractions.

Ces systèmes ouverts et complexes doivent encore supposer possible une adaptation aux conditions extérieures et intérieures de la réalité du sujet. Le problème, nous l'avons dit, est que la vitesse de changement des conditions extérieures, mais également intérieures, doit, pour le toxicomane, être prise en compte ; ce qui n'a jamais été le cas jusqu'à présent. C'est une confusion nosographique qui frappe chaque clinicien : un même sujet, au cours d'une prise en charge un tant soit peu sérieuse, pourra apparaître au clinicien successivement ou alternativement sous un masque psychotique, névrotique, pervers, etc. Mais encore un masque normal ! A cette confusion s'ajoute que la volonté clarificatrice du clinicien l'inclinera à ne voir là que l'effet du produit, ou, au contraire, la seule spontanéité du sujet. Or, on peut comprendre aisément qu'un sujet puisse être et apparaître « normal » s'il y a adaptation réussie aux effets du produit — fût-ce momentanément —, cette adaptation produisant en quelque sorte un équilibre « supérieur » à tout ce que le sujet avait jusque-là ressenti par rapport aux conditions extérieures et intérieures de sa réalité. La normalité n'est plus alors que le reflet du vécu du sujet par rapport à ses conflits et à ses pulsions — et dans son estimation du temps vécu —, notamment quand il exclut l'angoisse.

Cette normalité-là n'a rien à voir avec un comportement normal, ni avec ce que l'on peut appeler une « structure » normale. Elle n'a rien à voir avec l' « état de défonce » qui est une exagération mégalomaniaque ou maniaque des conflits et des désirs du sujet. Elle est, comme en justice sociale, la revendication du droit au bien-être du sujet, du droit à ne pas se sentir mal, pour lequel tous les êtres luttent durement.

Car — surtout dans le cas du toxicomane —, il nous faut absolument introduire une connotation volontariste (même si ses motivations sont en partie conditionnées par l'inconscient) dans la clinique. On ne peut pas traduire simplement, de manière mécaniciste, les passages à l'acte qui scandent sa vie. Cependant, il faut prendre garde ici que ce qui est constamment recherché n'est pas l'adéquation à la norme des autres, fût-ce à la norme psychique ou à la norme du psycho-clinicien, mais l'adéquation à une forme de bien-être dans laquelle la mémoire du plaisir va jouer un rôle essentiel. Cette recherche du bien-être unit la révélation due aux effets du produit, la recherche d'une certaine poésie intime, loin de la rationalité logique, fût-elle pathologique, une conformité à la loi externe et interne, réelle et imaginaire. Ce bien-être devra en quelque sorte être conforme à une certaine tradition dont le sujet hérite par son milieu social, sa famille, vis-à-vis de quoi il éprouve à la fois nostalgie et révolte, mais à travers laquelle il cherche son identité. Voilà donc le paradoxe du clinicien qui aura à la fois à traiter d'une personnalité pathologique et d'une personnalité absolument pas pathologique, mais, à certains moments, quasiment idéale, voire idyllique. On se trouvera là devant une véritable transformation de « nature ».

Nous en revenons encore à l'ordre et au désordre, ou plutôt aux principes d'organisation et de désorganisation, de changement. Mais rien là d'antiscientifique, c'est le contraire qui l'est ! Ainsi, même du point de vue anatomique, l'organisation cellulaire du cerveau fait co-exister l'ordre et le désordre. Ainsi, tout le système nerveux central est en permanence le siège de phénomènes *on-off*. Ainsi, le potentiel de membranes lui-même est-il en état d'équilibre instable et actif. Simplement, ici, cette mobilité concerne chez un même sujet et au même moment le « normal » et le pathologique, la souffrance et le bien-être.

Bien sûr, il ne s'agit en aucun cas d'une incertitude ni d'un jeu du hasard, et nous avons déjà mentionné les limites et les contraintes de l'ordre ontologique et phylogénique, ou encore celles du statut dans le système familial. Il y a un sens dans l'ordre du flux et du tourbillon. Mais ce que nous voulons dire, c'est qu'à ce jour, faute d'instrument, l'on a trop privilégié les ordres et le sens du flux au détriment de l'explosif et du tourbillon.

Pour schématiser et illustrer ce propos, on pourrait comparer ces contraintes et ces limites à des circuits primitifs comme, par exemple, le réflexe monosynaptique qui permet aux animaux terrestres de s'adapter à l'environnement : après tout, pour une chèvre des montagnes, le moindre faux pas peut être fatal. Ces circuits peuvent être assimilés à des systèmes réflexes de haute sécurité sans lesquels toute vie serait impossible : ils permettent l'équilibre apparent, cette référence à l'équilibre familière au clinicien classique. Ce sont eux qui nous donnent l'illusion de l'Organisation cristallisée, chère à Freud. Or, cette structuration est à la fois vraie et fausse : vraie, car on ne peut pas plus la nier qu'on ne peut nier le développement embryologique ; fausse, parce que macroscopique, parce que son modèle est somme toute anatomique, ou physiquement lié à la mécanique des solides. C'est au nom de ce modèle qu'elle se dit irréversible (c'est ainsi que l'on parle d'une « structure psychotique »). Or ce que nous savons, grâce aux effets du produit, c'est d'une part que tout système psychique est poreux, fuit, et, d'autre part, qu'il est l'objet de transformations microscopiques ou macrocospiques lentes ou brutales, évidentes ou invisibles, qu'il y a ainsi changements de lignées dites structurelles, et que seul le caractère encore archaïque des produits à la disposition des toxicomanes limite ces changements ou ramène à un apparent *statu quo ante.*

Apparent, car, quoi qu'il arrive, l'effet du produit, initial et initiatique, marque le changement. Tout comme apparemment la terre contient l'eau, tout comme le ventre de la mère contient apparemment l'enfant pour l'éternité. Mais, quoi qu'il arrive, le système va vers sa désagrégation finale. Et même si, à chaque instant, le psychisme est plongé dans l'événement, le phénomène le plus vu — et que l'on cherche à tout instant à annuler — est cette désagrégation finale : la mort, constamment présente ; dans ces systèmes qui fuient vers elle, la fin de l'effet du produit ne signifie, pas plus que le *high*, la sérénité, le calme, le plein d'équilibre, mais exprime tous les rapports possibles entre le plus haut et le plus loin de la mort et l'angoisse de la chute, la terreur de la mort. *High* et *down, spikes* spectaculaires d'un même mouvement, d'un même chemin...

L'estimation globale des systèmes donne un sentiment d'équilibre où flux et tourbillons apparaissent comme des systèmes alternatifs. Pris isolément, c'est le tumulte : seul l'étalement dans le temps rend la part de chacun à chacun et l'ensemble permet alors d'établir un modèle, permet la théorie. Le désordre se perpétue par le maintien de certains états autour de points solides — points, et non structures : il s'agit d'ailleurs plus de *nœuds* que de points. Nœuds forgés par et dans l'histoire du sujet, par le mouvement vital individuel et collectif. Points de plus fortes résistances — mais jamais de résistances définitives, car il y a mort et course à la mort, et l'organisation de tel ou tel état de choses ne saurait l'arrêter.

Mais l'unité de la vie du toxicomane réside justement, plus que chez tout autre, dans la complémentarité de ces deux forces : l'organisation et le désordre, le tourbillon et le nœud. Sans cette complémentarité, il ne serait pas toxicomane : il serait fou. Ces deux forces n'arrivent jamais à se détruire l'une l'autre. Le toxicomane vit dans la tension, il lutte. Tout d'abord contre lui-même, contre son absence d'identité, ensuite pour se réaliser dans le bien-être, enfin pour se réaliser dans la non-souffrance, le non-malheur. Cela implique une critique de notions comme celle de « traumatisme initial », pris au sens statique du terme, pour la remplacer non par un épuisement fonctionnel et adaptatif du moi, mais, au contraire, par un changement de formes, de luttes fonctionnelles et adaptatrices du moi. Il n'y a pas défense contre les excitations, comme l'entend Freud (*Au-delà du principe de plaisir*), mais, au contraire, continuelle incorporation des excitations — véritable boulimie d'incorporation, véritable sommation — avec, comme corollaire, l'épuisement des effets. Epuisement si bien enregistré dans la mémoire qu'il sera reconnu et identifié, hélas, avec l'épuisement des effets du produit, pour renvoyer le sujet à son inexorable destin. Notons que ce n'est d'ailleurs que lorsque l'épuisement des effets des excitations « naturelles » sera consommé que le sujet aura besoin de devenir toxicomane (ce qui veut dire qu'à un non-épuisement total peuvent correspondre des degrés de prise de toxiques non toxicomaniaques). C'est dans cette consomma-

tion boulimique des excitations que va s'inscrire toute cette para-nosographie clinique dont
nous allons parler au long de ce livre.

Et, notamment, le caractère apparemment
pervers que présente, aux yeux de l'observateur,
le pré-toxicomane, puis le toxicomane avéré, la
consommation boulimique des excitations
s'inscrivant de plus en plus dans le « tout, tout
de suite » qui le caractérise. Nous dirons plus
loin (cf. « L'enfance du toxicomane ») comment
cette hyperconsommation se traduit par une
véritable contrainte ludique et par une masturbation exagérée. Soulignons-en ici le caractère
massif, disproportionné, sans possibilité ou
avec une possibilité minimale d'assumer une loi
réelle ou imaginaire, et cela de manière durable, d'où aussi la rapidité des transformations
du sujet et de ses passages à l'acte.

C'est de la manipulation des nœuds d'ordre
par les courants d'ordre, de la coexistence permanente et dynamique de ces conflits, que
naissent les transformations successives et stu-
péfiantes de ce que les auteurs classiques appellent les « lignées structurelles ». On assiste
ainsi, comme en une guerre, à des mouvements
de repli (qui font parler de régression), à des
retours sur d'autres positions préalablement
acquises, à une coexistence dynamique de l'archaïsme pathologique et de la normalité. Il ne
reste de permanent que la nostalgie de ce qui a
été et de ce qui a été entr'aperçu : du pouvoir

être, que nous avons appelé le stade du miroir brisé.

D'où encore l'apparition, dans notre para-nosographie, d'éléments de la lignée psychotique, avec la tentation de la réalisation hallucinatoire du désir, mais dont nous devons souligner qu'ils ne sont pas plus stables ni plus définitifs (sauf exceptions dues pour la plupart à des raccrocs, de véritables psychotiques utilisant les toxiques pour disposer d'une couverture sociale) que d'autres éléments para-nosographiques aussi fréquents chez le toxicomane.

Il faut bien admettre comme prémices qu'en ce qui concerne les structures (ou les topiques), nous nous trouvons en terrain topographiquement brouillé. A partir de messages en provenance de domaines différents, divers types de conduites psychiques, culturelles et sociales existent. Plutôt que de structures, on devrait parler ici de lignes ouvertes, l'appareil psychique fonctionnant comme le système nerveux central, sur un mode multimodal plutôt que spécifique. L'appareil psychique ne recevrait que du bruit s'il n'avait accumulé, *grosso modo,* des éléments référentiels qui agissent comme des aiguillages. Ce qui renvoie aux structures traditionnelles relève plutôt de mécanismes de régulation dont l'arme essentielle est la mémoire plus que l'adaptation. Et il existe évidemment un grand nombre de nuances dans les degrés de mémoire en cause, certaines références étant plutôt adaptatrices, d'autres plutôt désadaptatrices. Mais il faut bien qu'elles existent, sinon il n'y aurait rien de plus que l'instinct de mort et le chaos.

Ici, cependant, ce que nous avons à décrire relève plutôt d'une singularité en action — en train de naître à chaque instant. La clinique se fait clinique contre la raison close : contre l'équilibre, on le savait déjà, mais aussi contre l'équilibre dans le mal — on le savait moins. L'exception devient ici la loi. On passe du pathologique au normal, du normal au pathologique sans qu'aucune frontière nette puisse être tracée. Ce qui ressortirait de l'évidence, n'était la rapidité, voire le télescopage temporel de ces phénomènes. On dit par exemple du toxicomane qu'il est incapable d'assumer la moindre culpabilité : or, qui vit plus que lui la culpabilité dans le *down* des effets du produit, dans l'hallucination mortifère du L.S.D., dans la grande culpabilité-suicide de la descente des amphétamines, et qui la vit moins effectivement que lui dans le *high* des effets du produit, l'assurance de regarder Dieu en face du L.S.D., et l'apothéose intellectuelle des effets positifs des amphétamines ? Osera-t-on dire qu'il ne s'agit que des seuls effets des produits ou bien réalisera-t-on que le produit ne fait là que libérer, exploser et exposer ce qui, dans l'invisible et l'indicible, se déroulait chez le sujet ?

Dans de telles conditions, on peut se poser la question de savoir quel est alors le rapport avec la réalité ou, du moins, quelle est l'évaluation du réel d'un tel sujet. Comment fait-il pour vivre ou survivre avec une telle mobilisation et démobilisation alternatives, notamment de l'angoisse ? Or, de même que toute personne hallucine le réel à sa façon, le toxicomane l'hallucine en zigzag, avec des périodes où il l'incorpore au plus près et d'autres où il le dénie à l'extrême. On en trouvera un exemple frappant dans les alternances d'homosexualité et d'hétérosexualité dont il est l'acteur constant : dans la première, il y a déni pour le garçon du sexe de la femme ; dans la seconde, il y a surinvestissement. Et cela, chez le même sujet, quasiment dans les mêmes périodes. Ajoutons que, lorsque l'alternance ne peut pas bien se produire, lorsqu'il y a télescopage, il existe une virtualité de dérapage psychotique, de basculement dans le délire. D'où, une fois de plus, la perplexité de l'observateur-clinicien rompu aux disciplines psychiatriques ou psychanalytiques.

La réalité et son déni ne sont appréhendés que par fragments. Le toxicomane se fait son « cinéma » — auquel le spectateur, en l'occurrence souvent la famille, ne comprend rien, car il ne vit pas dans le même réel. Pour le premier, le sens qu'il donne au réel est évolutif à un tout autre niveau que pour le second. En certaines circonstances, l'un et l'autre sont en phase ; en d'autres, non. D'où d'innombrables conflits et malentendus. D'où le renforcement des chocs à l'intérieur du système familial (et social), etc. D'où les constants réaménagements de la place prise à l'intérieur des systèmes entre l'angoisse et la culpabilité, lorsqu'il y a approche de l'identité, et le déni de la culpabilité lorsqu'il y a éloignement. Certaines situations vécues deviennent franchement insupportables alors qu'elles apparaissent bénignes à l'entourage, et inversement. Ainsi, des traumatismes apparemment importants comme des dénis, de graves accidents, seront passés comme dans un *mixer* et banalisés, alors que d'autres, infra-importants (peut-être parce qu'accompagnés au sens freudien d'une pulsion sexuelle intense et interdite) mais déniés par l'entourage, orienteront de façon définitive la vie du sujet. Les situations de crise ne sont absolument pas identifiables à des référents standardisés et défient presque toute étude, sauf celle, patiente, d'une véritable phénoménologie : à la fois du comportement volontaire et involontaire et de l'imaginaire induit par le produit et par l'absence du produit. Seules les descriptions patientes de l'expérience permettent de dégager des idées et des lignes de force, car le désordre devient laminaire, tout comme, dans le système nerveux central, la quantité d'informations trace des voies apparemment anatomiques dans la substance réticulée médullaire. Il n'y a pas de perspective abstraite en clinique, pas de référents autres que d'expérience. Il n'y a et il ne peut y avoir de ligne générale autre que réductrice. Si cette réduction doit être constamment présente, surtout au niveau de la thérapie, à l'oreille du clinicien, c'est pour ne point servir, comme trop souvent, de référent dogmatique ou de rituel exorciseur. Citons à ce propos, en l'inversant, une proposition de Bachelard : « La clinique doit aujourd'hui, pour être vraie, se contenter du " comment phénoménologique " au lieu de chercher le " pourquoi mathématique ". » Remplacez le mot mathématique par le mot psychanalytique ou génétique, ou encore psychogénétique, et vous aurez la clef qui vous ouvrira la porte d'une clinique des toxicomanies, même si l'expérience phénoménologique contredit l'expérience commune qui est celle de la science, de la psychiatrie et de la psychanalyse. C'est là, aujourd'hui, un premier pas indispensable, tant la réalité vécue par le toxicomane s'est trouvée encombrée de fatras idéologiques uniquement tournés vers la vie du toxicomane dans sa famille et dans la société.

Disons d'emblée qu'une telle vision nous semble manifestement archaïque, et qu'il faudra bien l'aménager, théoriser. Mais, avant de composer, il convient de décomposer, il y a urgence à vérifier et à rectifier.

Seule, en effet, l'observation permet par exemple de mettre en évidence ce caractère constant, retrouvé chez tous les vrais toxicomanes : à savoir un élément caché, virtuel féminin dans chaque être masculin, et, dans chaque être féminin, un élément caché, virtuel masculin. L'androgynie potentielle, fuie, crainte, et aussi passionnément recherchée, devient une clef de voûte de la compréhension de cette singularité en action qu'est le toxicomane.

On le savait déjà par la biologie ; la psychiatrie le contenait dans le pathologique ; la psychanalyse le réduisait. Or, l'androgynie est un facteur moteur essentiel de cette recherche hédonique passionnée dès l'anté-adolescence, de ce désir d'auto-pénétration que représente la seringue. Quiconque a vécu dans une institution pour toxicomanes n'a pu qu'être frappé de la constante évolution vers le travestisme, même des garçons les plus machistes. Réduire cette androgynie au domaine des pulsions, alors qu'elle est hallucinée dans le réel grâce au produit — de façon si prégnante que toutes les pop-stars ont osé être androgynes sur scène (David Bowie, Mike Jaegger, Alice Cooper, etc.) —, c'est passer sous silence, donc déformer, donc mentir sur un point essentiel. Tant que l'androgynie ne représentait qu'une partie d'une conception théorique, on pouvait à la rigueur s'en tenir là. Mais dès lors que l'expérience clinique en montre constamment l'expression concrète dans des modifications évidentes, on ne peut rien bâtir sans s'interroger sur le comment de cette expression concrète.

Ce lieu exclu est, lui aussi, le siège du mélange très compliqué de ce qui est réversible et de ce qui est irréversible, et devant lequel tout reste à déchiffrer. Mais il témoigne d'une tout autre empreinte du génital que ne nous le laissait présager la psychanalyse. Il ne s'agit pas là seulement d'une incomplétude passive ; ce qu'il faut comprendre, c'est que le côté caché dont nous parlions plus haut cesse d'être caché, refoulé, culpabilisé, pour être incorporé, voire magnifié, car il a été halluciné dans l'imaginaire et, en tant que tel, physiquement ressenti, littéralement, par tous les pores de la peau, par toutes les cellules du corps, grâce aux effets du produit. Le produit a permis — éphémèrement, certes, mais définitivement dans la mémoire du sujet — cette *unité* du sujet, quête de toutes les grandes religions, du judaïsme à l'hindouisme.

D'après de tels exemples, on peut admettre que le rationalisme et l'abstraction n'ont pas prise sur l'événement. Il n'y a pas de logique, ni même forcément de discours de l'inconscient au niveau de ce qui est ici ressenti, vécu sur un mode affectif.

Une fois de plus, nous nous trouvons sur deux plans qu'il nous faudra constamment, avec le recul du temps, compléter l'un par l'autre, afin de saisir les mécanismes de régulation spécifiques à l'œuvre chez le toxicomane pour lui permettre de vivre avant la rencontre du produit, pendant la lune de miel avec le produit, et ensuite, quand s'annonce la fin de toutes choses. Et, afin de les saisir, admettre une fois pour toutes qu'ils sont fluctuants, que même les contraintes dont nous avons parlé ne sont pas rigides, qu'il s'agit plus de directions, de nœuds de forces, d'entraînements. Nous l'avons remarqué après Michel Serres commentant le texte de

Lucrèce : il n'est pas étonnant, dès lors, que ce qui apparaît le fasse comme simulacres et, notamment, comme simulacres de normalité ou de pathologie, le sujet cherchant, avec ses rythmes propres, à établir des équilibres compatibles avec les systèmes dans lesquels il vit. Il n'est donc pas non plus étonnant que ces simulacres frappent par leur incomplétude et leur instabilité. Il ne s'agit pas là d'une fuite de l'identité, mais de l'impossible recherche d'une identité elle-même impossible.

L'un de ces mécanismes de régulation est la recherche de l'unité entr'aperçue au niveau de la brisure initiale, le sujet ayant une conception à la fois extrêmement angoissée et terriblement démiurgique de cette unité. D'où l'exacerbation (elle-même en zigzag) du narcissisme du sujet. Narcisse androgyne devient le modèle idéal du moi. Mais ce mécanisme de régulation est lui-même presque aussitôt contrarié par la composante mélancolique, soit naturelle, soit induite (le *down*), et ce, d'autant plus que la punition objective suit toujours la récompense : à l'identité entrevue succède l'identité impossible, de même que le *high* est suivi par le *down*. Avec pour corollaire l'intervention, extérieure celle-là, d'un autre mécanisme régulateur : la prise du produit et sa conséquence qui devient le mécanisme régulateur numéro un : la dépendance. A elle seule, la dépendance apparaît comme un modèle identificatoire abstrait et concret, réel et imaginaire, image ou personnalité infrasomatique incorporée dans la mémoire du plaisir et dans la mémoire de la souffrance. La dépendance devient une entité en soi, une « vésicule » proche du *nucleus,* qui s'y incorpore. Elle devient un autre moi ; elle en vient même à remplacer tout idéal du moi. Elle fait reculer toute construction narcissique. Bien plus, elle est non seulement un moi, mais encore un sur-moi totalitaire. Et il ne s'agit pas seulement de la répétition du besoin ou du besoin de répétition ; il s'agit, entre autres, de la fin de la peur de n'être pas aimé, pas beau, pas désirable, de la fin de la culpabilité, de la fin de toutes autres frustrations. Si devenir Dieu, unique, est devenu l'idéal, la dépendance est un peu comme saint Pierre qui détient les clefs du Paradis ou de ses antichambres. Elle est la seule possibilité d'annuler l'autre, et les systèmes économiques et libidinaux dans lesquels on est enfermé par ailleurs. Elle devient l'autre tout en étant reconnue faire partie de soi. Et cette part incorporée la rend moins menaçante, même si elle est tant et plus dévoreuse que l'autre — que, par exemple, la mère castratrice. Elle est agression mais elle est protection. Grâce à elle s'opère la mise à l'écart de tout autres menaces, et se réalise la relation sado-masochiste parfaite. Si, d'une manière évidente, la dépendance restreint la liberté de l'homme, dans un mouvement contraire elle l'émancipe de toute une série de peurs, de fantasmes et d'incomplétudes, d'images partielles qui sont son lot depuis la brisure initiale. Et ce n'est pas par hasard que nous avons parlé de sado-masochisme : elle autorise, en soi et par soi, la réalisation de pulsions qui, autrement, terrorisent le sujet lorsqu'elles sont destinées à autrui. Aussi la dépendance n'est-elle pas qu'imposée au sujet, elle présente pour lui un attrait certain en lui ouvrant toute une perspective de vie, notamment dans le rapport dominant-dominé, possédant-possédé qu'il devient intégralement lui-même, en lui-même, par lui-même et pour lui-même. Ici comme ailleurs, plaisir et douleur ont même source.

Devant ce rôle actif (et plus seulement passif) de la dépendance, on commence à entr'apercevoir un pan du mystère de sa création psychique que l'on pourrait schématiser par la chaîne suivante : synthèse des éléments utiles à la part incorporée dans le moi — stockage des souvenirs — libération active lorsque le produit agit — libération négative quand le produit cesse d'agir, avec titillement des récepteurs — enfin, épuisement et cessation de l'action quand le stock est insuffisant et les récepteurs épuisés. Il est évident, dans un tel schéma — encore plus que rudimentaire —, que d'autres substances, ou les mêmes en d'autres quantités, lors d'autres événements psychiques, peuvent renforcer ou bloquer ces mécanismes de dépendance et leur expression psychologique, somatique ou psycho-pathologique.

La dépendance devenant le meilleur de lui-même, le toxicomane peut, partiellement et temporairement, se détacher de la simili-fusion qu'il entretenait avec sa mère. Et rien n'est moins psychotique qu'un toxicomane en période de lune de miel. Nous l'avons dit : il recouvre en quelque sorte une liberté, quel que soit le prix à payer. On comprend qu'il préfère encore cela aux drames qu'il a vécus et dont la seule issue est ce que nous avons appelé le stade de la démesure (cf. le chapitre « L'enfance du toxicomane »). Mais le manque constituant la clef de la dépendance lui fait à chaque moment entr'apercevoir quel sera son destin quand la dépendance cessera de jouer son rôle régulateur. Alors ni le narcissisme, ni la mégalomanie réactivée dans le *high* ne seront suffisants. Il ne pourra plus y avoir de désir de la réalité intérieure. Le produit ne jouera plus qu'un rôle de colmatage, et la connotation du plaisir cessera d'être présente. La réalité extérieure cessera de pouvoir être manipulée de manière satisfaisante, la mémoire étant là. A force d'avoir été extraordinairement sollicité, l'imaginaire en action devient considérablement appauvri. Pour réagir contre la peur qui l'envahit, le sujet va désigner l'autre comme l'ennemi. C'est le temps de la « parano » et celui de l'investissement psycho-somatique qui, à leur tour, vont jouer un rôle — douloureux — de mécanismes régulateurs sur lequel nous reviendrons.

En attendant, l'angoisse ne se manifeste que dans la perspective de ne pas voir se renouveler les effets du produit — même atténués. Certes, la justification est de mettre fin à la douleur. Mais des milliers de produits légaux peuvent mettre fin à la douleur. Au-delà, le sujet sait bien que si le produit n'agit pas, il se retrouvera, et avec quelle acuité, au stade de la brisure du miroir, jusqu'à pouvoir à nouveau la colmater comme avec du ciment par le produit. Et, à chaque injection, « le champ intermédiaire de l'illusion », cher à Winnicot, se rétrécit. C'est également ce mouvement dans le temps, cette acmé de la première sensation, puis ces acmés dégressives — sans que le souvenir lui-même le soit — dont il faut tenir compte pour comprendre le pourquoi de cette personnalité en miettes, en mille facettes à chacune desquelles nous reconnaissons une identité parcellaire, et le pourquoi d'une dépendance autant positive que négative, si désirée par le sujet. On n'insistera donc jamais assez sur la spécificité de la dépendance humaine, qui n'a *rien à voir* avec le conditionnement d'un système récompensant, cher aux neuro-bio-chimistes réducteurs du type de Nahas ou Iversen, reproductible chez l'animal. La dépendance n'est pas le résultat de ce que Roger Guillemine a exprimé à propos des médiateurs chimiques du système nerveux central, c'est-à-dire le résultat « d'un opportunisme dans les processus évolutifs où une molécule assurant une certaine tâche s'adapterait à une autre tâche en fonction de l'heure et du lieu ». Non, ce mécanisme n'est au mieux que le support bio-chimique d'un mécanisme archaïque et présent chez l'animal, mais qui, par la spécificité de l'homme, s'est tout autrement transformé. Ce sont les mêmes visées réductrices qui assimilent la schizophrénie à des troubles du métabolisme des neuropeptides, ou bien qui cherchent à rendre compte du comportement sexuel humain à partir d'une clé née d'expériences (injection de peptide dans le cerveau d'une rate, qui déclenche le comportement sexuel caractéristique de la femelle), analogie faisant tout simplement fi de l'imaginaire et d'Œdipe !

Infiniment complexe est le rapport de la dépendance et du désir — qui n'est pas seulement besoin — et de la perception, qui n'est pas seulement sensation. Il n'y a là aucune neutralité scientifique, aucune expérience répétable à souhait — sauf à nier également et l'imaginaire et l'Œdipe. Le désir est la dépendance, la dépendance est le désir. Le manque n'est pas que douleur passive, il est ré-évocation du paradis perdu, il est hallucination du plaisir et du rêve ; le manque produit des formes et des images (quel toxicomane ne rêve-t-il pas toutes les nuits, à l'hôpital, à son paquet de « poudre » ?). Après avoir voulu regarder Dieu en face, le toxicomane, dans le désir du manque, se veut plus humain, en contact avec l'angoisse et les sens, le toucher, la vue, l'odorat, qu'il retrouve démultipliés mais humains. Le manque est sa possibilité de réintégrer l'humaine condition dont il espère, au fond de lui, que le prix à payer ne sera pas trop élevé.

Mais ni la condition divine, ni la condition humaine ne sont si aisément accessibles. S'il y a excès et démesure, c'est qu'il y a impossibilité dans les deux ordres de tentatives ; seule domine l'insupportable angoisse d'être et de ne pas être. Le fond commun à tous les toxicomanes est cette énorme angoisse, permanente et diffuse. Mais l'angoisse n'est pas passive non plus : elle est motrice, régulatrice, et, à son tour, dans une sorte de *feed-back,* pousse au recommencement de la recherche du Divin, puis de l'humaine condition. Mais un autre fond commun est la possibilité répétée de la répétition : face à l'angoisse et à l'instinct de mort, il y a possibilité, victorieuse au début, à tout le moins, de la volupté, d'un savoir non coupable et du plaisir. Et s'il y a cette autre possibilité, c'est qu'il existe une énorme différence entre le toxicomane et tout autre : chez l'homme quelconque, l'imaginaire, l'hallucination, la vie hallucinée sont un langage d'une certaine manière aseptique, à plat ; chez celui qui utilise le produit, il y a, dans l'imaginaire, *réellement* à voir et à contempler. Le produit est créateur non seulement de représentations abstraites, mais il est créateur d'images. Et ces images créées, emmagasinées et restituées à l'envi gravitent dans un climat, une atmosphère de plaisir et de chaleur qui sont à eux seuls justificateurs d'envie de vivre, puisqu'on peut essayer de les retrouver. Cet imaginaire visuel est d'autant plus immense que, sans être limité par la culpabilité ou par la conscience du réel, il peut associer les désirs et les fantasmes les plus inavoués, les plus interdits, que ce soit dans l'ordre du sexuel, du religieux ou du fantastique (la traduction patente en est l'énorme développement de la littérature, de la peinture et du cinéma fantastiques, l'observateur-clinicien pouvant pratiquement associer le nom du produit qui a permis telle ou telle œuvre).

Une autre qualité, et non des moindres, de cet imaginaire visuel est qu'il se distingue du rêve. La qualité du « souvenir » de l'imaginaire visuel est radicalement différente de la qualité du « souvenir » du rêve. L'imaginaire visuel n'est pas seulement passif, il est actif, il peut être orienté par l'ambiance extérieure (musique notamment), mais encore plus par le désir du sujet : sa connotation volontariste permet au sujet d'explorer visuellement des parties de son psychisme inabordables au commun des mortels. Littéralement, l'expression « au-delà du miroir » s'applique à lui — il n'est pas rare d'entendre décrire des visions de Dieu ou de la folie, en tout cas d'une transréalité qu'en temps ordinaire nous repoussons avec terreur. C'est d'ailleurs un des phénomènes marquants de la clinique du toxicomane, totalement incompréhensible au psychiatre, que ce nouveau rapport à l'hallucination, hier encore tant redoutée, aujourd'hui recherchée et sollicitée.

En fait, ce qui complique tout, c'est que l'hallucination vraie est vécue, fût-ce par intermittence, dans le champ de la conscience. L'hallucination est perçue par le sujet comme créée par le produit (on entendra ainsi dire « ce n'est rien, c'est un *bad trip* ») et comme s'incorporant à lui. Et ce, d'autant plus qu'elle est constamment manipulée par le désir. C'est ainsi que l'hallucination est à la fois de l'intérieur — un imaginaire visuel moral — et de l'extérieur : il faut lever les yeux pour voir sur le mur toutes les formes qui s'y constituent — ou plutôt que le sujet y constitue, appelant tous ses désirs et tous ses fantasmes, et, notamment, sans fausse honte, tous les fantasmes de son enfance autrement censurés. Il hallucine avec les yeux de l'esprit. En recréant, l'hallucination permet d'évacuer (on est surpris, par exemple, de la qualité du matériau livré par quelqu'un qui a pris du L.S.D. ou des amphétamines : il fait défiler à toute vitesse des choses et des associations que des mois de psychanalyse n'auraient pas mises à nu). L'imaginaire visuel par l'hallucination permet une autre forme de contact entre le réel du dedans et le réel du dehors, il modifie à son tour l'évaluation du réel comme le faisait déjà, depuis la brisure, le phénomène de l'identité entr'aperçue. Sans cette possibilité de réactivation et de confrontation, le toxicomane est perdu. Cette auto-analyse visuelle et érotisée lui est devenue indispensable pour vivre. Sans elle, le réel est terne, triste, douloureux. Le « Je veux arrêter, je ne plane plus » n'est pas accessoire, mais fondamental : il y a urgence à réintégrer l'ordre des autres, de l'homme quelconque. Sinon, le choix n'est plus qu'entre l'alternative mélancolique et le suicide — car la construction répétitive de cette réalité intérieure modelée par le désir sert moins à refuser le réel extérieur (qui n'est pas vécu, dans la lune de miel, comme menaçant) qu'à refuser l'angoisse du non-être, de l'identité entr'aperçue.

Alors que la parole du toxicomane apparaît à l'observateur inexpérimenté comme pauvre, sa vie fantasmatique, dans cette espèce de préconscient, est d'une richesse fabuleuse (nous avons déjà parlé de son expression graphique), même si elle est marquée par l'aspect terrifiant des monstres de l'enfance, ou par le désir masochiste d'être esclave ou d'être battu, et l'on comprend la détresse de la psychanalyse face au tumulte de cet *imago* en action. Ici, en aucun cas il n'y a dénégation, forclusion, repli défensif, perte de l'objet fantasmatique, mais, tout au contraire, mobilisation active de tout ce qui classiquement entrave, complique, rigidifie la personnalité et la fige dans une lignée structurelle. Pour le toxicomane, il n'y a pas d'imagerie gênante, pas de censure. Le corrolaire de tout cela, et qu'il nous faut incorporer à la clinique, c'est que le métabolisme de ce très riche matériau ne peut se faire que dans la condition du toxicomane et dans la réussite des effets du produit. Sans lui, le toxicomane devient un infirme de la vie sociale et de la vie relationnelle. Tout ce qui avait été mis à l'écart au profit de la machinerie fantasmatique imaginaire revient, angoissant et menaçant, et ne peut plus être nié.

Nous nous trouvons ainsi une fois de plus devant cette situation particulière d'un homme (ou d'une femme) vivant extérieurement la vie banale d'un être quelconque mais sachant la possibilité de ce dévoilement vécu et incorporé, en action dans les moindres pores de sa peau. Le conflit permanent, le déni du réel ne peuvent être que la résultante d'une telle situation — caractérisée par un incessant jeu de va-et-vient, et par la recherche d'un miroir autre que le miroir archaïque (réel ou symbolique), ou d'autres yeux que ceux du père et de la mère vécus comme menaçants —, situation qui, en dehors du produit, ne peut être qu'un lieu exclu, car celui-ci ne peut halluciner que des plaisirs réels et non une utopie, fût-elle fantasmée. Seul le produit donne à l'hallucination le cachet de la réalité, seul il rend le réel invisible.

La formule qui pourrait exprimer le toxicomane est inconcevable, en tout cas irréductible aux qualifications du behaviorisme comportementaliste, aux définitions d'une psychanalyse, si raffinée soit-elle, comme à celles d'un mécanisme neuro-biochimique. Elle n'est pas non plus mystérieuse : elle est vie. Et la vie ne se prête pas à un savoir rigoureux et exact. C'est aussi de cette impossibilité que la clinique doit tenir compte. Mais cette vie est conditionnée et respecte des limites (ne serait-ce que l'espace-temps entre la naissance et la mort) : elle se heurte à des obstacles. La clinique est aussi l'étude de la lutte contre ces conditionnements qui font souffrir, ou de la lutte pour dépasser ces limites et sauter ces obstacles. Nous avons dit *lutte* — et il s'agit bien de cela : pour la liberté et la dignité de l'homme en ce qui le différencie (et encore !) de l'animal, à savoir qu'il n'est pas prêt à accepter le conditionnement fataliste qui le marque.

Si toutes les sciences de l'homme acceptent la notion de luttes, de conflits, elles les situent en général quelque part du côté de l'inconscient, de l'infra-mnésique, du compétitif, du membranaire ; elles minimisent (depuis le rejet salutaire du dogmatisme religieux) le volontarisme. Or, la clinique du toxicomane est celle qui situe le conflit dans et par le volontarisme. Il n'y a pas seulement ici situation objective avec je ne sais quelles incorporations objectales aseptiques ; il y a succession de situations subjectives auxquelles l'homme essaie de faire face. Et, dans ces essais, il y a modifications fugaces, labiles, plus ou moins stables ou quasi permanentes, de toutes les données acquises ou innées du psychisme. Et il en restera toujours quelque chose, visualisé et stocké dans la mémoire, car, comme le dit Michel Serres : « On peut toujours aller de la chose produite à ses conditions, mais jamais de ces dernières à la chose. » Toutes les conditions peuvent être réunies pour que quelqu'un devienne toxicomane, il ne le devient pas sans le côté volontariste de la chose. C'est à cet endroit qu'il convient de bannir la connotation morale de cette clinique. Victime, certes il l'est, le toxicomane, comme tout malade, mais pas victime innocente. Si cela nous importe peu en tant que thérapeute, cela ne peut pas, ne doit pas être nié. Le toxicomane prend ses dispositions pour l'être, même si n'importe qui ne peut pas être toxicomane ; tout comme il prend ses dispositions pour assumer son androgynie en réalisant une sexualité hétéro et homosexuelle et en sacrifiant à l'envi au travestisme. Face à la blessure narcissique initiale, le volontarisme évite le piège du repliement psychotique ou de la dépendance affective. La régression est voulue, orientée, jouée : c'est la planète qui rappelle tant le statut du fœtus dans le ventre de la mère, mais qui ne l'est pas tout à fait car l'onirisme, dans la planète, est conscient, imagé, chaleureux et orienté. Et si le biologique peut être tenu pour partiellement responsable de la répétition du besoin, seul le volontarisme permet le besoin de répétition.

Enfin, le volontarisme réalise au concret ce désir symbolique de l'incorporation de l'objet, de la pénétration érotique de soi par soi, qu'est le geste de l'injection par la seringue. Cet objet a vraiment pénétré en soi-même. Cette poudre inerte est devenue, par volonté, vie et source de plaisir. Il dépend du sujet que cela recommence, comme il dépend de lui que se reconstituent les traumatismes qui le marquent. C'est du sceau du volontarisme que sont marqués les innombrables passages à l'acte qui émaillent significativement la vie du toxicomane. Passages à l'acte qui sont autant messages à déchiffrer qu'affirmations du « je » ligaturé dans les pièges d'incompréhension du réseau familial, social et culturel. Mais passages à l'acte psychiques également, car le volontarisme utilise le produit pour une expérience plus totale de l'être, dans des domaines où la raison n'ajoute rien et où l'on ne peut rien démontrer. Cette expérience plus totale de l'être ne peut exister que par la volonté du sujet. Il n'est du pouvoir de personne de la provoquer, de l'annuler ou de l'effacer de la mémoire du sujet. Et ce, d'autant moins que l'expérience n'est en aucun cas une nécessité d'ordre logique, en tout cas, pas indispensable à la survie de l'individu. Car le volontarisme n'est pas une tricherie inventée pour survivre, permettant le partage entre un imaginaire idyllique, édénique, et un réel noir et désespérant ; il ne s'agit pas d'un effet d'optique trompeur permettant de nier l'aliénation structurelle. Non, il s'agit de la tentative prométhéenne de se créer en tant que mutant, de modifier l'ordre des choses, d'y échouer ou d'y réussir. Jusqu'où, jusqu'à quand ? Là est la formidable question, et la tentation de dire que l'on n'est ici qu'à la préhistoire de la chose. Mais c'est dans son échec que se joue la nécessité d'une clinique, et peut-être aussi parce que ceux qui ont osé tenter la transgression n'avaient point trop à perdre, par rapport à l'homme quelconque, à la tenter.

Car, en définitive, qui est le toxicomane, cet homme qui choisit ou à qui on impose un investissement psychique et somatique autre que sexué, cet homme dont l'existence n'est que chaos et désordre et dont le rapport avec l'imaginaire et le réel se trouve totalement modifié ? Est-il un genre, une espèce, un malade, un pervers, un mutant ? Il a un corps similaire à celui des autres hommes et c'est du sang qui sort dans la tirette ; mais, à l'évidence, il est différent, il ne s'agit pas seulement d'un homme bien portant qui, subitement, présente les symptômes d'une maladie, ni d'un psychotique qui, subitement, décompense. Le clinicien se trouve désarçonné en appliquant au toxicomane les principes qui sont les siens, quelles que soient sa formation et son orientation. S'il les suit, c'est la relativité qui dégénère en relativisme : il y a glissement et la clinique ne relève plus totalement du domaine des faits. Pour qu'elle le fasse, il convient d'y appliquer la « méthode en bouquet » des multiples descriptions et des multiples explications, et d'admettre qu'aujourd'hui encore il n'y a de théorie finie de ce qu'est un toxicomane. Peut-être faut-il commencer à admettre que l'économie du toxicomane est, au moins partiellement, auto-gérée, dès lors que les règles de la génétique, de la biologie ou de la triangulation œdipienne sont remises en cause par le volontarisme et le produit. Que cette économie est un peu comme une auberge espagnole et qu'on y trouve conjugués tous les éléments qu'on voudrait y trouver, mais que sa spécificité réside dans les conjugaisons de ces éléments par une succession d'équilibres et de déséquilibres, dans la tentative indéfiniment répétée de s'arracher à la fatalité de la relation familiale et sociale.

Le toxicomane n'est pas quelqu'un qui se trouve menacé dans son intégrité physique et psychique. Cette intégrité — et c'est cela qui fait son originalité — a à la fois volé en éclats avant même d'avoir été constituée, et, dans cette même instantanéité, a été entr'aperçue en train de se concevoir (c'est ce que nous avons appelé le stade du miroir brisé). Par exemple, la dépendance vis-à-vis de la mère n'est plus possible de la même façon, parce qu'elle a participé et participe, par les ondes de chocs négatifs qu'elle transmet, de la brisure et de son entretien. Dès lors, le futur toxicomane cherchera par tous les moyens à troquer cette dépendance hyper-traumatisante pour une autre dépendance. Mais la quête de cette dépendance, cette recherche hédonique décrite dès l'adolescence, ne va pas s'orienter, à la différence des autres hommes (qui ont pu connaître la même brisure), vers une sublimation dans l'imaginaire, ou dans un clan ou un autre, ni dans la recherche du support permanent de l'autre. Cette recherche n'a pas besoin de soutien, ne veut pas de réassurance, de réconfort. Cette recherche a un besoin, un seul : la complétude avec le plaisir, la complétude dans et avec le plaisir. *Le fœtus avec l'extase en plus.*

Il n'y a pas ici perte d'objet d'amour, ni donc mélancolie, ni impossibilité de trouver dans l'objet l'amour attendu, donc de dépression ; il y a autre chose (même si, parcellairement, des éléments mélancoliques et dépressifs se trouvent en place). Dans le volontarisme du toxicomane, il n'y a pas que défense ou lutte contre l'angoisse, il y a également espoir, recherche, utilisation des fonctions du corps et de l'esprit. On trouve là un écho des thèses sur l'éducation de Korzybski : « Il y a dépassement des principes de la psychologie de la forme en donnant systématiquement une éducation de la déformation. » L'esprit du toxicomane se constitue de telle manière qu'il n'a pas (au moins dans la phase de lune de miel) à choisir entre une interprétation vraie et utile, d'une part, et une interprétation fausse et nuisible, d'autre part, mais qu'il peut choisir une pluralité d'interprétations. Ainsi, tout blocage psychique d'origine structurelle lui devient impossible. C'est là une différence de taille avec le « normal », le « psychotique », le « névrotique » ; il y a au moins tentative de rupture du déterminisme cérébral, et le toxicomane considère son cerveau, à la façon dont Korzybski considère celui de l'enfant, comme un organisme *ouvert*, celui de fonctions psychiques ouvertes et ne dépendant plus exclusivement de données onto-phylogéniques figées. Le clinicien, dès lors, doit cesser d'être obsédé par la guérison du toxicomane. Son rôle de thérapeute ne doit pas consister à évacuer l'identité de celui-ci, mais à faire face à des situations de souffrance parcellaires, et à évacuer cette souffrance en essayant de laisser en place les dynamismes induits par le volontarisme et le produit. C'est en ne le faisant pas que le clinicien est conduit à l'impasse normative qui est l'apanage de bien des lieux de « traitement » du toxicomane, où tout ce qui est essentiel et original dans sa personnalité se trouve anéanti, notamment sa tentative originale de produire un langage autre que la langue parlée, qui rende compte de structures variables : par exemple, de l'importance dans le vécu de ce que les sujets appellent « vibrations », ouvrant la porte à « une conceptualisation ouverte, libre, arborescente » (Bachelard *in La Philosophie du non*).

La première chose à laquelle doit procéder le clinicien est le constat de ce qui est positif et constructeur dans la nouvelle organisation mentale du toxicomane, et de ce qui est négatif et inducteur de souffrance. La toxicomanie n'est pas qu'échec, parce que la prise de produits toxiques n'est pas qu'échec. Les personnes que l'on appelle « usagers récréatifs » de drogue combinent assez aisément une insertion socio-affective et un vécu libidinal satisfaisant avec une prise de produits toxiques qui leur donnent plaisir et révélation. La différence entre elles et les toxicomanes réside dans la dépendance. Mais nous avons essayé de montrer que la dépendance, spécificité du toxicomane, n'est pas elle non plus qu'un échec, mais une production active, une manière d'établir de bonnes relations avec un moi jusqu'alors en difficulté. Notons à ce propos que ce n'est pratiquement jamais la toxicomanie qui est vécue comme un échec par le sujet (elle est presque toujours, au moins secrètement, regrettée par lui), mais *les conditions de son impossible maintien :* fin des effets du produit, cherté de l'héroïne, ennuis judiciaires ou sociaux, et que, s'il parle en mal du produit, c'est souvent à cause de sa mauvaise qualité.

Pour répondre à peu près clairement à toutes les questions posées, le clinicien doit d'abord répondre aux interrogations suivantes : comment la toxicomanie est-elle induite ? pourquoi la toxicomanie prolifère-t-elle en certains endroits et pas en d'autres (ce qui, par parenthèse, limite singulièrement la seule hypothèse psychogénétique de la toxicomanie) ? comment se constitue, de l'intime au macroscopique, ce qui est identifiable comme dépendance ? comment se fait le passage de la non-dépendance à la dépendance ? comment s'opèrent les différenciations psychiques qui créent l'entité toxicomane, et, notamment, comment s'établissent les connexions entre ces différenciations psychiques, et entre elles et leur support bio-somatique ? comment, enfin, la toxicomanie cesse-t-elle et ces connexions peuvent-elles mourir ?

Nombre de ces problèmes et leurs mécanismes de construction représentent aujourd'hui, il faut bien l'avouer, des énigmes. La clinique des toxicomanies est marquée par l'histoire. Le toxicomane, à l'évidence, participe de la nature et de l'histoire de l'homme, y compris de l'homme malade. Une partie de la nature de l'homme toxicomane est malade, mais le toxicomane a en lui-même et par lui-même une autre histoire et une autre nature. L'homme qui se met en relation avec le produit (et il n'y a pas de toxicomanie sans drogues, n'en déplaise à certains approximatistes, psychiatres ou psychanalystes) se met à observer certains commandements qui lui deviennent absolus. Ces commandements ne sont pas réductibles à des rituels ou à des obsessions ; ils sont la clef qui ouvre la porte à une forme du sacré et du secret qui lui permettent de repousser certaines limites. Cette connaissance est inaliénable, même dans la douleur et la souffrance. Elle marque, en retour, toutes les attitudes, les pensées et les affects du toxicomane : elle relativise le plaisir de la sexualité génitale, minimise la solitude, efface l'angoisse de mort — pour un temps limité. Et c'est cette limite du temps vécu en tant que toxicomane qui marque le statut archaïque actuel de la toxicomanie, et les raisons que l'on peut avoir de ne plus l'accepter, de ne plus pouvoir le supporter. Car cet entr'aperçu plus fort, plus beau qu'il a mérité en acceptant le statut de toxicomane, lorsqu'il cesse d'être opérationnel, renvoie le sujet au vide et à l'angoisse de l'entr'aperçu de la brisure : d'où, devant cette instantanéité paradisiaque et de son alternative catastrophique, sa demande impérative d'avoir « tout, tout de suite », qui le rend tellement insupportable à autrui.

La partie malade de l'homme toxicomane relève d'un certain déterminisme onto-phylogénique dont les derniers avatars sont marqués par le système familial, et l'on peut y accéder par une étude psycho-pathologique de la déformation et de la perturbation, d'où les références constantes de ce texte à la psychiatrie et à la psychanalyse. La partie non malade relève d'un volontarisme de la désorganisation qui ne lie pas tous les aspects du phénomène toxicomanie avec rigueur, et il faut s'en accommoder, sauf à travestir la vérité.

L'homme toxicomane est donc la conjonction d'une partie malade et d'une autre extra-ordinaire. Et cette union semble cohérente, au moins durant la lune de miel. Le désordre finit par produire cet univers cohérent comme l'aspiration à l'androgynie finirait par recréer l'unité. Au-delà, tout réapparaît, et notamment son destin d'homme mortel. Car tout se dégrade irréversiblement dans le temps. Si la lune de miel était permanente, le toxicomane serait immortel, et rien au monde ne justifierait que les autres hommes ne le deviennent pas. La lune de miel ne rattrape pas plus l'histoire personnelle du sujet que l'histoire des hommes et le déroulement du temps. Le temps vécu n'est qu'inoubliable ; il n'est plus. La lune de miel est née d'aléas, de chocs et de rencontres. Elle est une aventure exceptionnelle. Mais elle ne peut être que trublion dans un destin. Le trublion est certes révolutionnaire, violence pour rompre avec le destin, c'est-à-dire d'abord avec la relation forcée avec la sainte famille. Et il vaut certes la peine de s'attarder sur cette révolution-là, seule véritable aventure humaine qui ne soit pas fondée sur l'analogie.

Le toxicomane vit ce qu'il a voulu voir et ce qui lui a été refusé par la vue ordinaire ; il entend ce qui lui a été refusé par l'entendement ordinaire ; il sent ce qui lui a été refusé par le réceptacle sensoriel ordinaire ; il transgresse tout ce qui a été interdit. Mais, comme Adam et Eve après qu'ils eurent croqué le fruit de l'arbre de la Connaissance du bien et du mal, il sera non pas mort (châtiment promis), mais chassé du paradis. Et de nouveau confronté à la loi : loi imaginaire et loi réelle. Il appartiendra à la clinique du toxicomane de définir cette confrontation et le statut de l'imaginaire dans ce retour à l'espace-temps de la normalité. Mais, d'emblée, il faut savoir que la recherche compensatoire du « tout, tout de suite » rendra la confrontation avec la loi — et particulièrement avec la loi sociale — extrêmement sévère. Les compromis seront extrêmement durs à ménager, les transgressions seront d'autant moins admises qu'elles seront incompréhensibles aux nouveaux miroirs que le toxicomane va se chercher.

C'est à ce stade (ou avant la constitution de la dépendance) que sont opérationnelles les situations de souffrance. C'est à ce stade qu'une thérapeutique peut être constructive, à condition qu'elle ne soit pas volonté de négation de tout ce que nous avons essayé de montrer dans ce texte. La base de cette thérapeutique ne peut être une construction *a priori* ; elle doit reconnaître et respecter l'incohérence et le désordre, et encore davantage la cinétique propre au destin du toxicomane. Au-delà du principe de plaisir et du principe de pouvoir, au-delà également de la légitime fascination pour cette aventure stupéfiante et pour l'univers des drogues, elle vise à restituer à l'homme qui souffre, dans le respect de tout son acquis, sa liberté et sa dignité.

avril-août 1981.

I

La clinique

Les mouvements de va-et-vient constitueront les mécanismes et repères essentiels de la clinique du toxicomane. Toute situation, tout objet, tout interlocuteur sera observé, séduit puis rejeté. Comme le dit Jean Bergeret, le sujet réalise « une incessante sinusoïde d'investissements massifs et de désinvestissements tout aussi impératifs, soudains et globaux ».

Dès lors, la clinique se constituera non « objectivement » sur ce que le sujet présente comme symptômes, troubles et autres pathologies répertoriées, mais bien « subjectivement » dans la manière dont s'établit, puis se continue la relation avec l'appareil thérapeutique, qu'il soit représenté par un thérapeute, par l'appareil institutionnel thérapeutique ou par la succession de l'un et de l'autre. La clinique se constitue dans le cadre de la relation de dépendance, ainsi que dans les tentations-tentatives d'y échapper mais de ne pouvoir ni vouloir y échapper. La clinique n'aura que peu de chose à voir avec ce qui se passe « à la maison » ou « sur le terrain », et qui relève d'une anthropologie ou d'une ethnographie. Il n'y a aucune stabilité possible dans la clinique du toxicomane, seulement celle, relativement artificielle, du cadre dans lequel on la situe. Artificielle car tout repose, nous l'avons vu, sur le mouvement et le désordre, et que, comme le dit Wittgenstein, « de ce qu'à moi ou à tout le monde il en semble ainsi, il ne s'ensuit pas qu'il en est ainsi ». C'est dans son emploi que la proposition de clinique a un sens, non pour soi ni en soi.

Et l'on entr'aperçoit là sinon l'originalité, du moins une différence extrêmement importante avec les autres cliniques qui se veulent sinon scientifiques, du moins objectives. Ici, c'est dans l'intersubjectivité que va se trouver l'adéquation, donc le scientifique. Ce n'est qu'ensuite que cette adéquation devra s'établir de façon objective dans l'addition cas par cas et dans la massification concordante des résultats. Les faits réels établis dans la relation sont ceux qui vont donc primer pour la construction de l'échafaudage clinique ; les constructions fantasmatiques qui servent en général à l'élaboration de l'échafaudage psychothérapique ne peuvent être utilisés que par et dans la critique de la manipulation à laquelle s'essaie le sujet, et du modèle qu'il s'efforce de présenter comme étant celui qui « convient » au thérapeute et à l'institution. Sans cette critique, il n'y a pas de clinique des toxicomanes. Sa genèse doit être radicale. Même si elle pose les mêmes questions que tout autre clinique, elle n'a à voir, faut-il le répéter, qu'avec le désordre et avec le chaos. C'est des combinaisons, des entrelacs et du bruit que va émerger le sens. Il n'est pas de modèles, sauf à en trouver au pas à pas, et à faire référence à la physique, à la poésie, à la philosophie, et encore à la musique. Mais peut-on en être surpris dès lors que le langage du toxicomane (planète, voyage, etc.) et sa relation à la musique et à la poésie en sont de constantes démonstrations ?

Dans cette construction essentiellement dynamique, la part du latent est et doit rester constamment minimisée par rapport au manifeste. D'où l'importance que nous attachons à une conception phénoménologique de la clinique. Ce qui ne veut pas dire que le latent n'existe pas : au contraire, il n'y a pas de travail thérapeutique sans prise en considération de celui-ci, mais on doit aujourd'hui s'interroger sur les raisons qui ont conduit à un tel évitement du manifeste chez les psycho-cliniciens (ce qui a permis la création, en contrepartie, de la conception fascisante du behaviorisme qui pervertit, elle, la notion du manifeste). Cet évitement est largement dû au fait que le manifeste n'apparaît pas scientifiquement rentable, ni aux médecins de médecine ni aux psychanalystes. Il n'y a ni symptômes-ordonnances ni symptômes-compromis, pas plus qu'ils ne s'organisent séquentiellement dans des formes cliniques typiques ou atypiques. Ce qui apparaissait clair la veille ne l'est plus le lendemain ; le déprimé d'hier est normal aujourd'hui ; le schizophrène halluciné du soir analyse sa descente d'amphétamines avec une extrême lucidité et une extrême sagesse ; hier, dans la salle d'attente, Martine s'occupe d'un bébé qu'elle a en garde avec un grand sens des responsabilités, dix minutes après, dans un démonstratif dont le sens est difficile à décrypter, elle avale une dose comateuse de barbituriques... Il y a béance, il y a faille et du discours et de la signification et de la sanction. Mais cette béance n'est pas originelle, il faut y aller voir, et d'abord en oubliant tout savoir, en acceptant de voir l'énergie motivante, la vitesse des transformations autant que les transformations elles-mêmes, le comment des modifications symptomatiques autant que leur pourquoi. Car le pourquoi ne pourra être entr'aperçu que grâce au comment : comment devient-on un *punk* drogué aux amphétamines et non un *baba* au haschich, alors qu'on a apparemment la même histoire, le même pourquoi ? En d'autres termes, comment se crée l'hétérogénéité clinique, davantage que : comment se crée l'ordre symptomatique ou l'ordre structurel. Non pas pour le plaisir de la différence, mais, répétons-le, comme seule source possible d'efficacité thérapeutique. Car ici plus qu'ailleurs, la thérapeutique ne peut être qu'individualisée.

Le symptôme n'est pas propre à chaque individu, mais l'instant de la naissance de ce symptôme lui est particulier, et celui qui n'existe plus depuis hier, n'est plus depuis aussi longtemps que celui dont le terme remonte à de nombreuses années. L'explosion a plus de sens que le latent. Elle peut ou ne peut pas se produire avec le même latent en arrière-plan. C'est une question d'énergie et de rencontres polymorphes que l'on oublie trop de prendre en compte, alors que tout le monde admet que le même bacille de Koch crée ou ne crée pas la tuberculose. Maladie suivant le terrain atteint et les conditions du sujet, et, dans la possibilité de l'explosion, les circonstances du rapproché avec le clinicien entrent totalement en compte. On entendra par explosion aussi bien la manifestation d'un symptôme que le passage à l'acte ou que l'irruption verbalisée du souvenir qui, ici, n'est jamais aseptisé. Le problème pratique le plus important étant de savoir quel type de contrôle doit s'exercer sur cette explosion qui, en tant que telle, ne saurait supporter une attitude neutre ou purement objective. Seul le caractère répétitif de telles explosions devrait l'imposer pour une organisation séquentielle, donc faire intervenir une attitude thérapeutique plus orthodoxe.

De l'explosion à la répétition, en passant par le va-et-vient, s'organise le *mouvement* qui est le propre de toute cette clinique : en aucun cas il ne s'agit d'un organe qui crie sa souffrance, ni de l'excrétion d'un symbolique muré dans les mailles d'une organisation topique et déchiffré dans la relation transférentielle, mais d'un mouvement dont la caractéristique est d'être à la fois relationnel et non relationnel — un peu comme le sont les personnages des *Masques* de Jean Genet —, ce qui implique d'ailleurs le côté « non solide » de la part relationnelle, qui frappe dès lors que l'on engage une relation avec le toxicomane, d'autant plus difficile à résoudre que plus grande aura été souvent l'illusion chaleureuse du premier contact. La première expression, pourtant si nécessaire, se révèle souvent fausse à l'usage et va compliquer tout le plan relationnel. Le seul moyen de s'en tirer, pour le thérapeute, tient dans l'investigation du mouvement dans son ensemble, non dans la parcellisation de la séduction ou du rejet. Ce qui importe en quelque sorte, c'est le mode d'emploi de ce mouvement dans la relation, non le mouvement interne qui la crée.

Quand nous disons « mode d'emploi », ce n'est pas pour invoquer des recettes magiques : nous disons seulement que la séquence des événements va être le facteur déterminant, tout particulièrement le moment où les différents groupes d'événements (symptomatiques ou autres) vont atteindre ce que, faute de mieux, on appellera la cible, c'est-à-dire le thérapeute. Créant ce qu'en science on appelle une affinité chimique et qui est assez loin de ce que l'on désigne communément par transfert ou contre-transfert. On ne trouve pas à tous coups le chiffre de la grille ; l'important n'est peut-être pas que le message cesse d'être incompréhensible à ce moment-là, mais de percevoir et de faire percevoir que l'on sent qu'il y a message. En thérapeutique, il y a aujourd'hui usage abusif du sens et donc du contresens : car plaqué, artificiel et aseptique, et nos patients y réagissent en opposant par exemple leurs vibrations (c'est-à-dire leurs affects micro- ou macroscopiques) à nos interprétations. Encore faut-il savoir contradictoirement qu'il ne s'agit ni de hasard ni d'un jeu, et que, parfois, bien que ceci puisse apparaître comme antiscientifique, il s'agit bien du secret, et encore du sacré : la clinique ne naît donc pas, comme ailleurs, d'un décodage à l'aide d'un code bien régulier, ce qu'est devenue la lecture psychanalytique ou ce que prétend être le pragmatisme behavioriste, mais bien du déchiffrage hasardeux du secret qui ne s'entre-découvre que dans le mouvement et dans la relation — avec quelle pudeur et quelle subtilité, mais aussi avec quelles dissimulations dont les moindres ne sont pas celles qui simulent toutes les significations que nous avons apprises en clinique psychiatrique ou en clinique psychanalytique...

Ce déchiffrage est en quelque sorte de l'ordre d'une intuition logique : la signification du mouvement est un mode de son utilisation. Cette signification est ce que nous apprenons au moment où le mouvement est incorporé dans notre relation, sans qu'il y ait certitude scientifique au sens classique de ce dernier terme. Il ne s'agit pas de quelque chose de cadré ou de quelque chose d'exposé outrageusement comme la « lettre volée », mais de la manifestation qui doit être induite par les gestes et conduites du praticien, dont la subtilité crée la méthode comprenant les situations en jeu. Situations qui, bien souvent, sont en quelque sorte des *situations de jeu.* C'est ainsi que se constitue la clinique : en ne perdant jamais de vue cette démarche et son sens, on arrivera pas à pas à appréhender non pas ce qu'est le toxicomane, mais ce qu'est sa démarche. Démarche qui implique de sa part une stratégie (il ne s'agit pas seulement d'un organe qui souffre) et qui mobilise tromperie, ruse et rapports de puissance. C'est dans une telle dialectique que peuvent s'opérer au fur et à mesure les distinctions indispensables des niveaux économiques latents de fragments structurels de base existant et coexistant après le stade du miroir brisé, et qui orientent vers le familier connu du praticien et la symptomatologie du comportement. C'est donc paradoxalement à partir du mouvement que se repère ce qui est figé, ce qui survit tant bien que mal au traumatisme dont nous parlerons au chapitre sur l' « Enfance du toxicomane ». Mais c'est seulement grâce au mouvement que le thérapeute peut s'évader du piège du familier pour découvrir, grâce aux divers changements, le côté parcellaire, fragmenté, béant des fragments structurels en cause. Ce qui implique la coexistence dynami-

que, chez le même sujet, d'éléments extrêmement archaïques et d'éléments infiniment plus
élaborés que l'on peut retrouver dans des structures psychotiques, psycho-névrotiques ou per-
verses. Ce qui implique, nous l'avons déjà dit,
qu'il n'y aura jamais une pathologie totale en
face de nous, mais des symptômes dépressifs,
hystériques, phobiques, mégalomaniaques, etc.,
dont la caractéristique est d'être labiles, chan-
geants et incomplets. Car ces symptômes ne
sont jamais que l'expression de conflits sous-
jacents qui ne peuvent eux-mêmes arriver à se
structurer comme ils le pourraient dans une
organisation structurelle ou une topique orthodoxe.

Le vécu du sujet est véritablement celui d'une
bataille intime, d'une succession d'orages et de
typhons qui ne le laissent pas souvent en repos.
La rapidité de succession de tels orages donne
peu de place à l'élaboration de structures défensives et surmoïques. Elle n'en laisse qu'à l'avidité (et l'on a pu parler, à propos de l'anorexie
ou de la boulimie, de toxicomanie sans drogue),
au désir violent, impulsif et compulsif, d'un
certain « calme » intérieur, d'un comblement
— ce sera le « tout, tout de suite » qui caractérise si fort le toxicomane. Et c'est cette forme
cataclysmique qui peut et doit se faire jour dans
toute relation authentique. A ce stade, il n'y a
pas encore possibilité de compromis. Ce qui
explique les transformations brutales de gens
que l'on pourrait considérer au premier abord

comme normaux, qui doivent pouvoir exprimer leurs déchirures en se déchirant eux-mêmes au cours de la passe relationnelle —, quitte à constater à chaque fois que s'il y a réussite partielle, il y a aussi échec partiel, en raison de l'autre passe : celle de la brisure qui a engendré ce morcellement du moi, dynamique et constamment réactivé, que le jeu thérapeutique envisage de recoller en assemblant les morceaux épars du puzzle, chacun dépendant d'un agent caractéristique du stade où il s'est constitué et dont l'enregistrement mnésique assure la survie. Par agent spécifique, il ne faut évidemment pas entendre ici quelque chose comme « germe » ou « microbe », mais le mécanisme mis en place au stade de développement en cause, et qui se répétera à l'image d'une porte qui ouvre sur une porte qui ouvre sur une porte, etc. Ces mécanismes ne se développent pas de manière linéaire, successive, mais s'entrelacent pour constituer le véritable tissu psychique et son expression psychologique, ce qui n'est pas fait pour faciliter les choses : en effet, il ne s'agit pas ici de déchiffrer l'inconscient comme un langage, mais de dégager pas à pas de l'ordre relationnel les combinaisons qui deviennent intelligibles et sur lesquelles on peut devenir efficace.

Quand nous disons intelligibles, ce n'est pas que leur arrangement séquentiel serait logique, comme en linguistique l'arrangement séquentiel de mots produit une phrase. Au contraire, la combinaison peut être monstrueuse, sans sens apparent, mais obligatoire dans son apparition, à cet instant de la relation, ou dans le cadre de cette institution-là — et c'est ce côté obligatoire qui la rend intelligible, car elle intervient en l'absence de toute logique pour signifier qu'ici il ne peut y avoir ni ordre ni raison : le psychisme formé *doit* produire cela. Comme, par exemple, l'expression tant de fois rencontrée de l'androgynie, habituellement masquée, qui se révèle dans le cocon de l'institution — vécue comme mère bonne ou mauvaise —, ou encore dans la boîte de nuit, lieu du plaisir autorisé et de la provocation — transgression visant à témoigner du désir d'être Un et du fait de n'être ni l'un ni l'autre — ni homme ni femme —, l'incomplétude antérieure permettant rarement d'appartenir à l'un ou l'autre sexe. Et seul le mouvement (ici le démonstratif) dévoile et demande à l'autre (censé représenter la loi et l'ordre, le savoir et l'autorisation) d'ouvrir l'issue qui permettra au sujet d'échapper à cette incomplétude, à cette faille qui marque son destin. Mouvement encore, car le toxicomane n'est pas autiste, il ne vit pas un système mort, il crie sa déchirure, se refuse à être cette viande dévorée par les cavernicoles. Il ne peut, il se refuse donc à être acceptable. Et les gens qui travaillent à l'asile le savent bien, qui ne parviennent jamais à en faire de « bons malades ». Car ni la psychiatrie, ni la physio-pathologie, ni la psychanalyse ne sont en mesure de déchiffrer ou de

décoder le message latent en dehors du mouvement.

Ce mouvement, de fonctionnement parcellaire en fonctionnement parcellaire, construit
un fonctionnement global compatible avec les
compromis individuels familiaux et sociaux,
autrement dit d'un arbitraire acceptable (en
tout cas pour autrui, car souvent encore, lorsque le possible n'est en fin de compte pas
acceptable pour le sujet, ou lui semble impossible à réaliser, c'est le suicide). Cet arbitraire
crée du sens là où il n'y avait pas de sens dans
les règles du jeu classique. Et l'on comprend
mieux la disqualification du behaviorisme qui
fonctionne comme un serrurier qui voudrait à
tout prix ouvrir une porte avec une clef là où il
n'y a pas de serrure. Car s'il y a création de sens,
il n'y a pas, il ne peut y avoir de mise à nu du
sens latent ; il n'y a pas, il ne peut y avoir
acceptation de la loi socio-familiale, sauf à
enfermer le sujet comme dans une véritable
prison en faisant fi de toutes ses douleurs, de
son angoisse, de la déchirure et du manque. Et
encore, même dans le cadre ici construit, faut-il
bien de l'habileté et du métier, car aussi arbitraire soit-il, le sens créé est une « rareté fil-
trée ». Sa transformation en « rationnel »,
acceptée des deux côtés, reste constamment
aléatoire — comme une mayonnaise qui risque
de ne pas prendre —, il y faut comme une
mélodie intime qui fasse que le sujet sente que
ce qui se passe est « vrai » de part et d'autre,

emporte son intime conviction — ce qui est antinomique de tout savoir appliqué.

Ainsi donc se crée la sémiotique de la toxicomanie. Il n'y en a de vérification que dans l'apprentissage du nombre. Il y faut cette modeste persévérance, car on ne bâtit pas une telle clinique sur cinq cas, ni même sur cent. Chaque clinicien se devra sans doute de procéder par sondage afin de vérifier le caractère commun de telle donnée, et ce, par et dans la relation — d'où l'impérieuse nécessité, pourtant bien contradictoire avec le raffinement artisanal de l'expérience individuelle, d'un code linguistique adéquat ; d'où l'impérieuse nécessité, en l'état actuel des choses, de la référence psychanalytique et du modèle neuro-physiochimique pour approcher au plus près le fonctionnement des choses, tout en le corrigeant sans cesse par ce que nous savons de l'intime perception de la poésie, de la musique, de la Kabbale, de la philosophie. Comme le dit encore une fois Michel Serres, il faut que pour tous, « dans ce fouillis du compliqué, la relation la plus générale s'appelle [ici devienne] une permutation ». Seule « fonctionne » la permutation qui rend réalisable, sensée et viable la passe.

Cette permutation ne sera possible que par la prise en charge des multiples différences révélées sur le plan manifeste par la relation, tout autant « au niveau psychique qu'au niveau des comportements ou des vécus corporels », comme l'indique Jean Bergeret ; mais nous ne suivrons plus celui-ci lorsqu'il affirme que ces différences ne constituent que « les signes visibles des facteurs métapsychologiques latents sous-jacents qui marquent la spécificité des lignées structurelles en cause ». Non, bien au contraire, la sommation de ces différences est impossible en dehors du mouvement relationnel et de leur arrangement séquentiel arbitraire, car les facteurs latents butent justement, dans le chaos et le désordre, sur la non-spécificité des lignées structurelles en cause. Même et surtout à ce niveau, il n'y a pas immobilité : elle n'a ni le temps ni le loisir de se constituer. L'organisation bute sur la désorganisation des béances mises en place par la brisure, renouvelée à chaque onde de choc de caractère familial, culturel ou social. Dès lors, il ne peut y avoir, de la part du patient, aucun discours en continuité, mais une succession de discours qui utilisent des extériorisations différentes parmi lesquelles le psychiatre ou le psychanalyste croira reconnaître le sien et le privilégiera, tandis que l'organiciste en tirera argument — tout aussi faussement — pour parler de lésions, mettant en cause on ne sait quelle organisation harmonieuse préexistante et ne se posant jamais la question du déterminisme causal de telles lésions. Bien au contraire, chaque situation manifeste vécue dans la relation est fugitive, transitoire, aussitôt mise en compétition avec d'autres situations manifestes, tout aussi intelligibles apparemment, mais tout aussi labiles.

Ce qu'il faut admettre, c'est que le système neuro-physio-chimique, tout comme le psychisme, concourent à la formation de « structures » bien plus plastiques, et donc bien plus « changeantes » qu'on a l'habitude de le croire dans nos approches théoriques de toutes les cliniques en cours. Le cortex cérébral en tant qu'organe, le psychisme en tant que fonctionnement fabriquent des situations dont les niveaux d'analyse dynamique sont différents et qui, aujourd'hui, requièrent un effort de conceptualisation tout à fait autre. Dans la clinique du toxicomane, celui-ci et son thérapeute sont partenaires ; mais pas à la façon dont ils le seraient dans une psychanalyse : il y a ici une sorte d'attraction réciproque (qui n'est pas qu'une technique) créant une situation indispensable à la cure qui, sans elle, n'existerait pas ou existerait autrement. C'est cette bipolarité qui crée la clinique. Sans elle, le toxicomane ne pourrait passer que pour fou ou normal.

Or il n'existe pas de clinique qui mène inéluctablement le toxicomane au praticien pour qu'il le guérisse. Seules des situations de souffrance (souvent induites par le contexte social de la « drogue ») conduisent un toxicomane à consulter, et il ne vient que pour elles, et non pour sa toxicomanie : il vient pour le manque, pour la famille, la prison, il ne vient jamais pour sa toxicomanie, ni même pour la dépendance dont il décrira, une fois soulagé, et avec quels délices, les charmes cachés. Sa « volonté » de rencontrer le praticien n'a rien à voir avec la « volonté » de quelqu'un qui formule une demande de cure psychanalytique. La guérison de son état et surtout de son identité de toxicomane n'est pas l'objet de son désir, même si elle est l'objet de sa demande.

C'est seulement la rencontre qui crée (ou, plus exactement, peut créer), à partir du manque, une autre complétude, même si celle-ci s'oppose à celle, combien forte, du produit. Le thérapeute incorpore le manque et l'absence en même temps qu'il devient l'être le plus sûr, le plus durable de tous ceux à qui le toxicomane a prêté existence : parents, amours, dealer. Il est perçu en tant que « Je » et s'offre pleinement en tant que jeu — ce qui est tout autre chose que d'être saisissable par l'entendement (ou par la culpabilité, comme dans une relation parentale, par exemple). Dépossédé de la faculté de concevoir le clinicien par l'intellect, le toxicomane apprend à le vivre, à chercher à le posséder ; il va chercher à se donner à lui pour le recevoir à son tour — avec les moyens du bord : séduction, érotisation, manipulation, puis deuil, souffrance, symptômes psychiatriques, agressions, auto-mutilations, suicides. Et le praticien doit pouvoir à la fois s'y prêter et témoigner à chaque instant que lui a l'expérience de la création d'une telle relation, et qu'il a pour désir à la fois la même chose et tout autre chose que le toxicomane. Il ne peut pas tricher avec le fait qu'il a une volonté directrice et une conception du devenir, conception qui est rendue possible par l'histoire de la toxicomanie et par son expérience acquise.

Le désordre de la démonstration du toxicomane n'apparaît plus alors comme un non-sens, mais comme un tâtonnement répétitif dans la quête d'une bipolarité créatrice de sens. Au début, tout a tendance à aller en toutes directions, mais ce n'est pas longtemps possible et la nécessité de la relation va créer un sens — ce qui ne veut pas dire créer une norme. Le sens ainsi créé est une intégration des changements de sens qui apparaissent dans le tâtonnement de la relation entre partenaires (y compris les partenaires institutionnels). Tout se passe comme s'il apparaissait un signal propice à une réelle bifurcation dans le sens. Ce qui peut d'ailleurs, en pratique, imposer un changement de partenaire ou l'appel à d'autres formes institutionnelles (il existe une « scène » topologique nécessaire à l'expression de telle ou telle passe pour le patient). Et ce signal est forcément induit quelque part par la volonté directrice du thérapeute. Mais celui-ci ne peut l'induire que s'il mesure le poids exact du signal dans la relation, par rapport à toute l'attraction qu'exercent sur le sujet le produit, la vie de toxicomane — de sorte qu'il n'en fasse pas une maladie, puisque celui-ci n'a qu'une seule hâte : s'en débarrasser. Et, pour cela, il faut absolument qu'il réalise, à l'instant même où ils sont mis en avant, que les symptômes identifiables ne sont le plus souvent que des éléments protecteurs destinés à donner le change, indiquant que le toxicomane livre au docteur ce que celui-ci est censé attendre de lui, mais ils sont, à l'inverse, des éléments destinés à tester la solidité et la puissance du choix de vie du thérapeute, malgré (ou à cause de) la connaissance qu'il a du produit et de ses effets. Celui-ci cesse dans le même instant d'être le docteur tout en le devenant pleinement. C'est l'ensemble de ce qui se passe chez le sujet comme chez le thérapeute qui crée cette mélodie et cette tension exprimant le signal qui permet le passage à un niveau différent et de la relation et donc de la cure.

Si, au contraire, on se précipitait sur la trace du symptôme, on menacerait le sujet dans son identité, il ne pourrait que devenir malade, plus ou moins authentiquement, sans cesser pour autant (et pour cause) d'être toxicomane. Il suffit pour s'en convaincre de voir combien de personnes sont entrées dans un service spécialisé, « bien portantes » psychiquement, et en sont sorties « malades », déprimées, obsédées, délirantes, car rien n'avait bougé dans leur identité de toxicomanes, sauf l'interdit formulé par les thérapeutes de l'être, et sauf le remplacement — à leurs yeux inexplicable et inqualifiable — de la bonne drogue par de mauvais médicaments qui défoncent tout autant, le plaisir en moins. Indiquons au passage que la prise desdits médicaments ne se justifie aux yeux du sujet que s'il est authentiquement malade. A des yeux non avertis, de tels sujets deviennent effrayants, mais, aux yeux des soignants, ils sont rassurants, *car* malades. Séduisants ou malades, tels sont les toxicomanes dès qu'ils veulent être acceptés par ceux qui ignorent tout de leur clinique spécifique.

Il est évident que, dans une telle situation, tout est bloqué : le système psychique et le système biologique n'obéissent pas à ce qui apparaît comme des ordres émanant du docteur, qui rappellent trop les ordres venus de la famille, de l'école, et qui ne peuvent être efficaces en raison même de ce que nous savons de l'histoire du toxicomane. Le sujet, lui, continue à penser, à sentir comme avant, cependant qu'aucun signe externe ne vient lui signifier qu'est perçue par le partenaire la réalité de ses activités cérébrales. De part et d'autre, la parole, l'expression du visage, la faculté de diriger le regard, le comportement se réfèrent à d'autres lois que celles qui devraient avoir cours pour débloquer la situation. Qu'il ne s'agit d'ailleurs pas de remplacer par on ne sait quel psychodrame ou autre *game* à l'américaine qui, eux aussi, relèvent des mêmes références systémiques et idéologiques, et qui entraînent inéluctablement les mêmes *feed-back* négatifs de séduction ou de pathologie. C'est là toute la différence entre clinique « passive » classique, qui ne peut concevoir qu'en fonction de certaines règles du jeu préétablies, et clinique « active » où, sans rien ignorer desdites règles du jeu, et en puisant dans le stock de l'expérience, tout le mouvement est à inventer chaque fois. Dans cette perspective, « actif » renvoie au mouvement du sujet lui-même dans sa relation avec le partenaire (thérapeute et/ou institution) et « passif » à ce qui est organisé préalablement pour instaurer une relation thérapeutique sans tenir compte de ce qu'est réellement un toxicomane ni comment il fonctionne.

Il ne s'agit pas ici d'une critique pour le plaisir ou pour la nouveauté, mais bien du constat, aisément vérifiable, que toute clinique actuellement en place n'est pas opératoire vis-à-vis des toxicomanes ; alors que le sont davantage (à un prix exorbitant à payer sur le plan de l'éthique, de la morale et de la démocratie) certains personnages charismatiques qui, d'instinct, abusent du mouvement et utilisent la conception dynamique du signal pour créer une relation pervertie de dépendance à leur égard. Nous essayons de montrer que si l'on veut que la clinique soit opératoire, il faut constamment, au coup par coup, dans le quotidien de la pratique, éviter le fonctionnement mécanisé de la pensée et la rationalisation des comportements. A la limite, il faudrait constamment, du moins dans le temps de l'établissement d'une relation authentique, créer chez l'autre et en soi cette mélodie quasi émotionnelle, non perverse, qui permet de se situer ailleurs que dans la maladie, ailleurs que dans le bien ou le mal, la bonne ou la mauvaise technique — sans se départir pour autant, au grand jamais, de ce qu'attend avec avidité le toxicomane : ce rôle de thérapeute et de clinicien qui mène peu à peu le patient qui le désire à construire une identité autre que celle de toxicomane.

Nous avons dit ailleurs que l'imaginaire du toxicomane est plus réel que le réel. Il faut donc, pour prendre en compte cet imaginaire, halluciner à deux le réel pour qu'il devienne suffisamment opératoire, et ce, d'autant plus que le discours intervient trop souvent comme un obstacle à l'expression. Alors que la drogue est là, et bien là, dans le réel comme dans l'imaginaire, pour assurer au sujet (dans sa mémoire et dans son corps, dans ses récepteurs psychiques, cliniques et sensoriels) la fusion dynamique et chaleureuse, fusion du corps et de l'esprit qui lui permet — de façon temporaire — d'être Un comme il l'était avant la brisure.

Sans cette hallucination à deux, il n'y a place que pour le manque. Manque plus redoutable encore que celui du produit, car il s'accompagne d'un discours scientifique totalitaire et ne crée que de la désespérance : pour le sujet, aucun changement n'est plus perceptible. Il n'y a pas eu traduction intelligible, par le clinicien, de son malaise chaotique, de son impossible unité ; il n'y a pas eu diversion de la mémoire de l'unité et du plaisir : le sujet ne peut bifurquer de son destin tant qu'on ne lui déchiffre pas son énigme qu'à ce moment-là, le clinicien ne connaît pas plus que lui. Mais le clinicien est là comme co-explorateur du sens, pas à pas, dans les mêmes chemins — par un véritable travail de réajustement de l'histoire du sujet, telle qu'elle est vécue par lui, à un réel qui lui deviendra tolérable. Ce qui ne sera possible, répétons-le, sans une part d'initiation du clinicien aux « faits premiers » de la vie du toxicomane — ce qui semble contraire à une approche dite scientifique, en l'état actuel des sciences. Il n'y a en effet aucun « plan » de la création du toxicomane, le clinicien s'aventure en quelque sorte vers une zone interdite dont, pour une fois, il doit franchir les frontières non dans un souci d'investigation ou de connaissance, mais dans une visée quasi initiatique, pour qu'à deux la bifurcation puisse se produire, fût-ce modestement.

Il n'est pas un seul chemin possible, il en existe plusieurs et il dépend de l'attelage patient-thérapeute d'en emprunter un qui, à cet instant fécond, précis, permette de sortir quelque peu du mystère. Peu importe de savoir si cela relève d'un système cohérent, l'essentiel est que, dans l'intime conviction du toxicomane, cela apparaisse comme vrai. On finira peut-être par comprendre que le système n'est tout de même pas le milieu vital ! Le milieu vital, ce sont essentiellement des forces qui s'opposent entre elles, des rapports internes de télescopage, de subordination, des antagonismes fulgurants ou infiniment lents. Cela est vrai pour l'homme normal, cela l'est encore plus pour l'homme malade (physiquement ou psychiquement), cela l'est infiniment davantage pour le toxicomane avant la prise de toxique, et extraordinairement plus pour qui a goûté les effets répétés et successifs du produit — dont les pôles sont constamment la tension et la scansion. Le milieu vital sera ici encore la mémoire, celle de l'anté-brisure ; de l'incomplétude née de celle-ci ; de l'unité retrouvée par le plaisir et la chaleur hors de toute sexualité qui oblige à être deux, au minimum, alors qu'on n'a encore jamais accédé à l'Un.

Le Vrai n'est ici ni un code ni une écriture. Il procède plus de l'intuition poétique, du coup de foudre (à opposer à la lune de miel), de l'entr'aperçu (pour le croyant, de la Divinité), et l'on comprend que les connexions qui suivent ne puissent se produire que dans le mouvement de la relation, et non pas par une information mémorisée par l'ensemble des cliniciens qui sont, par rapport à la réalité des éléments vrais, présents mais, en fait, tout à fait archaïques. Et nous savons combien les toxicomanes sont experts dans l'art de se manifester par des symptômes d'allure névrotique, perverse, psychotique, psycho-somatique, qui tous sont, ou ont été, ou seront utilisés pour essayer de combler les béances laissées par la brisure : symptômes qui ont en commun le double caractère d'être réactionnels aux chocs relationnels (en premier lieu avec la mère) et d'être labiles, n'existant le plus souvent que pour être « montrés » à l'autre ou en telle ou telle situation (l'institution-hôpital, par exemple), pour être négociés avec l'interlocuteur, à tout le moins pour tâter sa résistance.

Or, celui-ci doit absolument savoir qu'il y a là grand risque de manipulation et que, quand le sujet l'aura incorporé (ce qui est d'ailleurs vécu aussi au niveau du grand public, vis-à-vis duquel on aura créé tel « Docteur Drogue », ou telle « Madame Drogue »), il remplacera le symptôme par autre chose. Il aura vérifié que rien ni personne ne lui transforme son identité de toxicomane, à laquelle il aura entre-temps ajouté le statut de toxicomane malade, les mécanismes de création du système de souffrance continuant naturellement de fonctionner, par ailleurs, en dérivation dudit statut, même si les liens entre les deux (et ce sera l'objet de la « cure » préalable que de les remettre à leur place respective) sont subtils, étroits et élaborés, autant qu'inapparents pour l'appareil conceptuel dont dispose le clinicien classique.

Dans une telle situation, le vrai ne se dégage que dans le cadre d'un véritable jeu de cache-cache à qui sera le plus habile à être malade ou docteur, à qui fera surgir la pulsion, au-delà de la peur, à qui utilisera le mieux l'érotisation sans se faire incorporer ou se faire castrer : le sujet cherchant bien plus cela qu'un véritable profit identificatoire, et le clinicien devant, pour être un thérapeute efficace, ne pas maintenir une réelle distance, ne ramener au « réel » qu'à bon escient, utilisant pour ce faire de véritables interventions (personnelles ou institutionnelles) en feed-back, très loin de toute position neutre (en dépit pourtant du risque d'être incorporé, dont nous avons parlé plus haut). Comme si l'on opposait à cet instant précis de la relation un mouvement volontaire non naturel à un mouvement réflexe naturel, le but à atteindre s'étant précisé dans l'esprit du thérapeute (qui, pour ce faire, devra au préalable avoir eu une réflexion éthique approfondie s'il ne veut pas se transformer en manipulateur pervers). Ce but a besoin d'un appui mutuel, c'est-à-dire de la création pas à pas de l'intime conviction d'un changement possible chez le toxicomane. C'est ce qui vient à l'existence qui devient aussitôt la table de sa propre loi. Comme le dit Michel Serres, il est « une circonstance », « un cas », mais qui, grâce à cet appui mutuel, devient dans la relation une « circonstance codée », compte tenu des conditions initiales. Maintenant et ici, à partir de ce qui a été vécu, ressenti comme vrai, se dénouent de façon irréversible les fils noués dès l'enfance du toxicomane.

Mais il faut bien savoir le nombre extraordinaire de tâtonnements, d'erreurs, de séquences répétitives qu'il faut accumuler, y compris, alors qu'une passe semblait bien engagée, lorsque ce tâtonnement s'avère encore nécessaire et qu'il convient de revenir en arrière, à une instantanéité antérieure qui, elle-même, n'était pas suffisamment opératoire. Ici encore, les chaînes reviennent sur soi avant que la circonstance codée ne devienne effectivement le lieu d' « émergence » d'une organisation clinique, intelligible et donc opératoire, et ne prenne place, au même titre que le produit et ses effets, dans la mémoire des deux partenaires. Il faut bien insister sur le fait qu'il ne s'agit pas là d'une relation essentiellement interprétative ou, au sens strict, transférentielle, mais d'une relation qui se vit même si les partenaires n'arrivent pas à saisir leurs intentions réciproques, l'essentiel étant qu'ils aient tous deux une vue de plus en plus claire de la correspondance entre ce qu'ils vivent et le but qu'ils se sont fixé en commun.

Car il ne saurait y avoir une clinique « objective », ou « pour le plaisir », ou « culturelle ». Il n'y a de clinique que dans une pratique visant à un changement dans ce psychisme dont les perturbations sont déjà elles-mêmes un univers dynamique dont personne ne saisit très bien le fonctionnement, car y coexistent un ordre intérieur symbolique et le chaos, la violence, l'inadéquation. Et si le clinicien peut être autorisé à utiliser les cliniques médicales, psychiatriques, psychanalytiques et les sciences modernes en faisant appel à l'analogie, à la déduction, à l'induction, au calcul des signes, il doit constamment rester conscient de la portée réductrice et figeante d'une telle démarche, et, dans le temps vécu de la relation, la corriger en permanence par l'instantanéité des affects infra-verbaux ou para-institutionnels, en créant avec le toxicomane cette mélodie, cette atmosphère qui sont aussi fondamentales que la connaissance du pourquoi et du comment et sans lesquelles il n'y a jamais de *vrai* authentiquement scientifique — ce vrai que, malheureusement, l'on ne peut vérifier et donc authentifier qu'après coup.

Le *vrai* clinique n'est pas une vérité fixe, mais c'est le mouvement déclenché tout alentour qui le détermine comme tel. C'est donc avec un regard phénoménologique que le clinicien pourra construire la Clinique, phénoménologie du mouvement et de la mélodie, de l'instantanéité et du temps vécu, toutes choses auxquelles il est loin d'être préparé mais qui ne peuvent être appréhendées que par et dans les mécanismes reconstructeurs que lui-même élabore avec son patient. Il n'y a pas de réalité défaillante ni de mécanismes latents à mettre au jour et auxquels il faudrait faire face, il y a échange dynamique entre deux formes possibles d'identité : échange sournois plutôt que franc et sincère, parce que l'un, au fond de lui-même, dénie à l'autre le bénéfice réel de l'identité revendiquée comme la meilleure.

C'est dans cet échange que se crée pas à pas,

petit à petit, la nouvelle histoire du toxicomane ; histoire qui lui est aussi propre que celle
qui la précédait, mais qui devient maintenant
opérationnelle, sinon intelligible. Histoire qui
n'est qu'une deuxième nature, non la nature
propre du sujet, mais histoire qui permet d'effectuer la synthèse — c'est en cela qu'elle
devient opérationnelle — de tous les éléments
en action dans la vie du toxicomane, et peut-
être de sélectionner ceux qui deviendront « utiles », ou plutôt utilement possibles.

Ainsi l'on n'apprend que la clinique devient
possible que lorsqu'elle se crée : les signes et
symptômes se mettent en place au fur et à
mesure de l'action, et, surtout, à la place d'autres signes et symptômes qui relèvent plus
classiquement d'une pathologie mentale ou
somatique. La relation avec le thérapeute
devient elle-même moins superficielle, moins
changeante, plus stable, sans que celui-ci doive
chercher à imposer une telle stabilité (qui ne
serait alors que « plaquée », artificielle). Il en
est ainsi par exemple des manifestations d'androgynie dont nous avons déjà parlé, qui témoignent moins d'une homosexualité latente que
de la découverte par le sujet angoissé, au cours
de ses expériences précédentes, qu'il y a plusieurs formes d'Unité, plusieurs façons d'être
Un, et que l'issue certainement supérieure est
d'être en même temps Vichnou et Kali. D'après
cet exemple, on comprendra qu'une des modalités de sortie pourra être l'acceptation par le

sujet d'une bisexualité plus ou moins heureuse, plutôt qu'une hétérosexualité forcée ou une homosexualité concédée « faute de mieux » par le thérapeute « libéral ».

L'organisation d'un Moi vivable ne passe pas ici par la confrontation triangulaire œdipienne, mais par une confrontation infiniment plus complexe où les morceaux épars du miroir permettent bien plus de cas de figure, ce qui implique d'énormes dépenses énergétiques, qui pourraient très souvent faire renoncer le sujet s'il n'était pas maintenu par l'attelage avec le clinicien. Mais ce désir à chaque fois recommencé de renoncer crée à son tour une sémiologie spécifique, qui est la combinaison de la tricherie et de l'authenticité dans la relation thérapeutique. (Qui ne connaît le discours du toxicomane arrivant « défoncé » à son rendez-vous et qui vous assure, contre toute évidence, qu'il va bien et qu'il a complètement arrêté ?) Le progrès de la relation sera alors marqué pas à pas par la dimension de cette instabilité, de cette incomplétude dans l'authenticité qui fait, il faut le croire, plus souffrir le patient qu'on ne le pense en général, tant le déni de réalité lui apparaît à lui-même grossier. S'il vient et revient, c'est qu'il a conscience qu'il participe à une véritable création en devenir, par cette relation en action. D'une certaine manière, ce que le sujet attend et ce qui se crée grâce au « signal », c'est une morale de la relation sur laquelle il pourra enfin prendre appui et modèle, pour tenter d'autres formes de relation que ce « tout, tout de suite » qu'il connaît et qui est en train de devenir totalement frustrant.

Nous avons dit que la reconnaissance de cette authenticité passe par quelque chose d'infra-verbal, que nous avons appelé « mélodie ». Cette mélodie à partition duelle n'est pas qu'un ingrédient, sans elle la clinique n'existerait pas, elle est l'huile qui permet au moteur de la création en devenir d'exister ; elle seule permet, lorsque se manifeste trop de chaos et de désordre dans la relation, d'y retrouver de manière réversible une certaine périodicité connue et assimilée. Elle seule permet le côté répétitif de la relation, des retours en arrière qui ne soient pas entièrement des annulations. Elle tient en main la relation, donc le progrès.

On conçoit combien peuvent paraître étrangères à un clinicien qui se veut scientifique des notions comme « morale » et « mélodie ». Il est comme le psychiatre ou le neurologue à qui, avant Freud, on aurait parlé d'un « discours de l'inconscient ». Et pourtant, le langage comme signifiant de l'inconscient, la morale de la relation et la mélodie forment un tout, ils ont en commun un certain nombre de fonctions fondamentales, en particulier la commande de l'Age du toxicomane dans sa réalité. Ensemble, ils créent le « maintenant », et ce maintenant devient un signe qui s'inscrit d'une manière évidente dans le souvenir du toxicomane, qui devient code au même titre que les effets du produit. C'est ce « maintenant », cette instanta-néité féconde qui doit devenir l'objet du savoir du clinicien, lui qui admet tout naturellement depuis des décennies que la rétention des souvenirs s'inscrit à la face interne du lobe temporal, hippocampe inclus, et qui ne nie pas la participation dudit hippocampe dans les manifestations de l'affect.

Encore faut-il une certaine expérience pour reconnaître et rendre opératoire la fécondité de ce « maintenant », symptôme et dépassement du symptôme tout à la fois. C'est le même toxicomane et ce n'est plus le même toxicomane. Autrement dit, la connaissance doit elle aussi devenir dynamique et ne peut plus se contenter de photographier telle ou telle situation pour s'y référer par la suite ou vis-à-vis d'un autre patient, sauf pour certaines stabilités fines, en partie induites par le savoir et l'expérience du clinicien. Ici le raisonnement par analogie doit être l'exception, la source du savoir (si tant est qu'il y ait un savoir !) est dans le « maintenant » unique, dans le « déjà-presque » et le « presque plus » dont parle W. Jankélévitch. C'est dans cette instantanéité que peut naître le vouloir du sujet, et non pas dans le discours de la demande, ni sûrement dans le désir du sujet, désir sournois qui est de vérifier que nul — ni lui ni personne — n'a le pouvoir de le faire cesser d'être toxicomane. C'est cette instantanéité qui transcende le vouloir et le non-vouloir du sujet de manière telle que plus jamais il ne pourra reculer complètement ni annuler ce qui vient de se produire, qui est presque de l'ordre d'une catalyse et qui, dans la concomitance contradictoire des deux désirs, oriente (ou n'oriente pas) avec un certain volontarisme le chemin mental (et social) du sujet.

Catalyse encore que cet accrochage, d'une nature autre que transférentielle, entre le thérapeute et le sujet ; accrochage qui va entraîner une demande boulimique, disproportionnée de la part du toxicomane pour qui le thérapeute devient d'autant plus sa part de réalité qu'ensemble ils hallucinent le réel d'une manière telle que le réel devienne supportable, puis acceptable, et que les besoins narcissiques de réassurance du sujet sont comblés, le praticien s'intéressant à lui autrement que par la technique. Mais jeu dangereux où le piège se déplace à chaque fois entre le séducteur et le séduit. L'objectivité professionnelle consiste alors à empêcher le rejet au loin de toute la part de réalité qui peut annuler ce qui est en train de devenir une autre lune de miel, plus fausse que celle qui s'effectue avec le produit, car ce duo n'existe pas dans un cocon, et, pour le thérapeute en tout cas, cette relation n'est pas la seule (si elle le devient, c'est ou de l'amour ou une redoutable faute professionnelle) — en tout cas à tout faire pour qu'au Moi fracturé, brisé, ne se substitue pas un Moi binaire, bien plus pathologique encore.

Il n'y a pas séparation possible de la brisure,

en tout cas pas dans une telle évolution fusionnelle ; c'est pourquoi nous insisterons à nouveau sur le caractère dynamique de la relation et sur la prise en compte et en charge de chaque nouvelle situation manifeste, avec ses signes et symptômes nouveaux, sans s'obstiner dans le renforcement de telle ou telle situation qui apparaît aux deux comme délicieuse, mais qui, en fait, deviendrait rapidement dangereuse, car génératrice d'un autre manque, donc d'une autre déception pour le sujet : si quelque chose de l'ordre d'une relation fusionnelle peut être consenti au début d'une telle relation thérapeutique, permettant d'enlever le sujet à sa fusion sujet-drogue, il ne saurait être question de l'instaurer dans la permanence d'une rencontre qui n'en deviendrait que monstrueuse, sans bénéfice aucun, personne au monde ne pouvant résister à l'épuisement que susciterait une telle demande boulimique, et qui ne peut que l'être, les morceaux du miroir étant à ce stade bien épars encore.

Le problème est d'autant plus complexe qu'il ne s'agit pas de créer un autre homme à l'image du thérapeute, mais, d'une part, de restituer au sujet son devenir d'avant la brisure et, d'autre part, ce faisant, de ne pas aliéner tous les bénéfices exploratoires qu'il a pu faire pour se reconstituer une unité et dont un certain nombre se trouvent, il faut bien le dire, dans son identité de toxicomane. Il n'y a pas de travail thérapeutique que par analogie, avons-nous dit, mais il y a quand même nécessité d'un travail par analogie négative qui, en comparant le statut du toxicomane avec celui du thérapeute, permet de repérer et d'éliminer ce qui produit du manque et de la souffrance, et de relativiser les problèmes existentiels du toxicomane. En se donnant un partenaire, celui-ci commence déjà, au-delà de son statut, à changer d'identité. Le partenaire n'annule pas l'identité du toxicomane, il n'en a pas les pouvoirs, mais il permet pas à pas la pluralisation des identités, leur coexistence. Ce qui est antinomique avec la notion classique de « structure » ou de « réparations structurelles », car nous sommes dans une situation complexe de dépendance et d'indépendance où il est encore difficile de discerner ce qui est réellement et définitivement acquis au sujet. Ce sera d'ailleurs finalement à lui qu'il appartiendra de transformer une situation qu'il a à la fois cherchée et non cherchée, et ce sera au praticien de se montrer suffisamment souple pour permettre cette transformation qui ne peut être qu'une vocation à vivre.

Genèse, succession de « maintenant » constamment suspendue à la réversibilité, à l'annulation, scandée par le bruit de fond de la mémoire qui rappelle le plaisir et l'unité entrevécue, mais maintenue et orientée par la mélodie créée par et dans la relation, mélodie qui atténue, transcende les passages à l'acte, les dépressions et les suicides, et ce que l'on appelle les rechutes. Rechutes où le clinicien préférera entendre que « ce n'est plus pareil », que ce n'est plus la même atmosphère, où il notera que l'état dépressif est un ultime refuge avant la « sortie » plutôt qu'un constat d'échec, que l'insomnie est active et mobilisatrice de souvenirs plutôt que passive et symptôme d'angoisse, ou plutôt que l'angoisse ne se réfère pas ici au passé, mais à l'avenir. Mélodie qui permet les comparaisons positives entre les « avant » et les « après », et aussi une certaine fascination pour ce qui se vit et qui n'est plus cette recherche narcissique absolue qui tenait lieu et place de l'unité perdue. A ce stade, il n'y a plus de miroir, ni intact ni brisé. On ne peut se voir qu'en devenant. La vie, l'identité s'auto-connaissent dans le mouvement, sont autres que dans l'imaginaire, mais autres comme on le veut par son agir. Le savoir est dans l'expérience et non plus dans le discours. Et ce savoir devient peu à peu qu'on ne meurt pas du fait de sortir de n'importe quel cocon : utérus maternel ou planète de la défonce, mais qu'il y a source de plaisir avec et par les autres, et que le temps est positivement plus loin de la mort, dans ce nouveau vécu, que dans l'ancien.

Cette genèse n'a rien d'un système d'évidences, même s'il faut des évidences pour emporter l'intime conviction du sujet : elle implique des déconnexions dans les circuits de la mémoire notamment, dont on connaît à la fois le caractère labile mais tenace, constamment réactivé par le vécu en action qu'est la vie du toxicomane. Cette labilité et cette ténacité expliquent le caractère intermittent de la sémiologie nostalgique du sujet qui apparaîtra tour à tour comme guéri ou comme plus toxicomane que jamais. La compréhension de telles situations passe pour le clinicien par la compréhension du jeu incessant des connexions et des interruptions de connexions dans le psychisme du sujet, et par la nécessaire activation, par lui, d'autres formes de vie et d'affects qui peuvent entrer en compétition avec la mémoire. Mémoire qui contient non seulement le souvenir, mais l'atmosphère et la calorimétrie du souvenir et de son activité cinétique. A tous moments le clinicien doit avoir à l'esprit que le toxicomane possède une véritable « réserve » mnésique, dont il sait se servir et qu'il a constamment utilisée tant que son identité de toxicomane ne lui rapportait que des bénéfices, mais qui maintenant devient une réserve quasi structurellement antagoniste à la notion d'un possible changement d'identité — et ce, d'autant plus qu'elle participe de la physiologie psychique « normale » du toxicomane, alors que ce qu'introduit le thérapeute ne peut être ressenti, pendant très longtemps, que comme corps étranger. Pourtant, c'est celui-ci qui va permettre au toxicomane de se constituer un nouveau stock d'expériences dont il ne pourra pas douter, qu'il considérera comme vraies, et dont la vérité dénaturera désormais, quoi qu'il fasse (y compris en continuant à se droguer), la qualité et l'atmosphère du stock mnésique et les tentatives de se refabriquer le même type de souvenirs. Un peu comme s'il était atteint de prosopagnosie : il ne pourra plus (ou de moins en moins) rattacher son identité à son stock mnésique, ou du moins ce rattachement se fera de manière détachée, parcellaire, sans la même qualité d'atmosphère, de chaleur, de plaisir. La concordance, cessant d'être satisfaisante, devient plus fade, plus insipide, comme si la relation dans l'attelage ne permettait plus l'accès affectif et qualitatif à de tels souvenirs.

Cet affadissement se traduit peu à peu dans la sémiologie présente, les motifs de conflits ou de tensions allant en s'atténuant : le vécu de la relation thérapeutique (qui, au début, devra être bien « excitante ») sera ressenti comme plus bénéfique, mettant moins en cause cette part d'identité que le toxicomane n'a ni envie ni besoin d'abdiquer pour échapper aux situations de souffrance qui l'amènent à consulter. Si la relation fonctionne bien, c'est une sorte de nouvelle légalité interne que s'autorise le sujet, dans laquelle les éléments ont le sens de la solidité de leurs corrélations ou de leur opposition avec l'exigence thérapeutique : c'est-à-dire avec un projet, et non plus une résistance recroquevillée. Mais, soulignons-le encore une fois, ces éléments eux-mêmes, cette légalité nouvelle n'existent pas en soi ni pour soi. Il ne s'agit pas d'une genèse *ex abrupto*. Il y a une origine subjective dans cette création et son devenir, qui reste mouvante, bien souvent conflictuelle et contradictoire, et qui est tout sauf un nouvel ordre structurel. Mais qui, pour la première fois, à la différence de la famille, de la construction culturelle du moi et du sur-moi, réussit (à tout le moins un peu) à remonter lentement l'irréversible, à former la bifurcation indispensable à une nouvelle légitimité intime, à une certaine mesure dans toute cette démesure, dans tout ce chaos où la peur et l'angoisse du toxicomane butaient comme un papillon vient heurter les carreaux, la nuit, devant une lampe allumée.

Ce qui va être manifeste, c'est d'abord la construction du temps et de l'espace chez le toxicomane, lui qui, jusque-là, ne vivait qu'une redoutable instantanéité du temps vécu ; cette apparition et cette acceptation du temps sont le premier signal important du changement en train de se produire (il ne s'agit pas simplement de l'acceptation du rythme orthodoxe des séances). Le temps commun devient mesure de toutes choses ; le sujet peut commencer à investir libidinalement et structurellement. Il sait, il vérifie qu'il peut récolter les fruits de tels investissements. Il apprend à attendre (sans avoir besoin d'être abruti, comme dans les communautés, par le travail) ; il découvre, comme s'il naissait, la nature des choses, et notamment la possibilité de faire l'amour avec amour, et non plus comme seule instauration de l'unité soit dans la jouissance, soit dans l'annulation archaïque de toute sexualité dans une relation de couple progressivement agénita-lisée.

De tels aménagements sont extrêmement fra-giles et lents à se solidifier ; le sujet lui-même, dans ses envies contradictoires, ou confronté à son milieu qui ne change pas, aura tendance à rechercher soit l'institution sado-masochiste qui le punit ou qu'il punit (en y introduisant de la drogue ou en la quittant), soit la justification extérieure d'un échec qui ne lui serait pas imputable mais qui lui permettrait de tout annuler. Aussi, en contrepartie, fait-il payer au thérapeute le prix de ses « progrès » par des décompensations plus ou moins sévères qui, rappelons-le, vont mimer toutes les maladies possibles et imaginables. Et ce, dans le but — le prix à payer fût-il très élevé (une « psychose », par exemple) — de tout annuler et de se convaincre, par le moyen du traitement alors utilisé, qu'il n'y a décidément rien à faire et qu'il ne s'en sortira jamais.

De telles régressions cliniques sont monnaie courante, elles risquent de faire passer à côté de l'essentiel qui est inscrit dans le mouvement d'ensemble ; il faut savoir en quelque sorte vérifier la tendance du marché au long cours plutôt que se fier à la loi de l'offre et de la demande momentanées. Notre clinique a besoin d'une vue d'ensemble, d'un schéma généralisé, alors qu'elle ne se fonde que sur et par le mouvement : d'où une difficulté aggravée, mais qui pourra être contournée par la sommation des va-et-vient dont la répétitivité et la réversibilité atténuent la gravité et l'importance, cette réversibilité donnant à elle seule le tempo de cette symphonie généralisée et permettant de ne pas prendre au tragique (mais au sérieux !) tel phénomène isolé dans le schéma généralisé qui, lui, est marqué par une tout autre intentionnalité — celle d'une véritable structure psychologique de la relation, d'un véritable fait psychique. La genèse de cette intentionnalité partagée devient en elle-même un fait clinique aussi objectif que peut l'être une cirrhose du foie pour un hépatologue. Elle introduit une unité là où il y avait dualité, elle présuppose une réceptivité de la part du sujet, réceptivité qui ne va pas initialement de soi. Cette réceptivité est elle-même créée au cours de la relation comme une véritable matière sensible vécue sur laquelle l'affect mélodique va travailler, elle permet l'ouverture essentielle à une asymétrie de la relation qui peut désormais prendre une allure thérapeutique, sans que son caractère de déplaisir revête l'aspect d'un contre-plaisir de tonalité masochiste ni ne devienne le substitut d'autres frustrations ou de satisfactions qui ne peuvent plus avoir lieu.

Ici encore, on comprendra qu'une telle relation ne dispose que d'un système de références très lâche à l'intérieur duquel maintes bifurcations sont possibles et même probables, mais où il est essentiel que la matière sensible vécue dont nous parlions plus haut puisse donner à son tour des images mnésiques aussi importantes que celles qui étaient réactivées à chaque fois par la prise du produit ; tout comme il est essentiel que ces nouvelles images aient la possibilité de sédimenter, de constituer en somme un autre stock mnésique capable, en quelque sorte, de rendre coup pour coup. Le système de références réside ici en tout et pour tout dans le fait d'expérience, dans le fait qu'en d'autres cas, cela s'est passé de cette façon-là. Notre information scientifique porte alors sur la façon dont, dans ces cas-là, cela a réussi ou raté.

Ce que l'on peut savoir, c'est que, lorsque ce processus s'accomplit, il n'y a certes aucun plaisir manifeste comparable à celui du produit, mais un caractère réparateur qui apparaît comme vrai au sujet, en tout cas suffisamment puissant pour qu'il en tienne compte, et qui empiète sur son imaginaire de manière telle qu'il va halluciner un peu autrement, à chaque fois, le réel.

Ainsi tout bouge, même si les apparences sont quelquefois trompeuses, et se constituent une autre histoire du sujet, une autre clinique ; il n'y a pas effondrement intérieur, ni réorganisation structurelle de l'univers du toxicomane, il y a modification des forces en présence, des rapports entre elles, de leurs poids respectifs, de la chaleur d'atmosphère qu'elles dégagent. Dans ce véritable mouvement intérieur, il y a des dévoilements et encore des ruptures, mais aussi des retours en arrière, des réconciliations psychiques, des silences, des dissimulations. Rien n'est stable, et le combat demeure incertain. Mais, tant qu'il y a combat, il n'y a pas finitude, donc perdure la possibilité de tendre vers l'Unité — sur quoi réside l'acte libre.

Reste le problème de savoir pourquoi, à tel ou tel moment, le patient tient cette progression en échec. Certes, on sait pourquoi il tient tant aux bénéfices du produit et à son identité de toxicomane, et on sait également sa souffrance inouïe, ce manque total lorsqu'il se trouve face à face avec le miroir brisé, mais on ne mesure pas assez la somme de méfiance, de douleurs et d'échecs qu'il a essuyés depuis que l'univers sur-moïque (le sien, celui de sa famille, de sa biologie, de la société en général) a essayé de le restituer à la « Normalité ». C'est justement là que se produit l'échec, lorsqu'apparaît dans la relation (en particulier dans cette conviction qu'a le thérapeute de se trouver devant du pathologique) quelque chose, une erreur, qui rappelle toutes ces tentatives et leur inéluctable échec. C'est dire encore que le thérapeute ne peut pas — ou pas à n'importe quel moment de la relation — proposer n'importe quel type de solution comme s'il avait devant lui une variété clinique bien définie et déjà répertoriée. L'échec vient trop souvent de la confusion entre symptôme et atmosphère, entre signe et environnement. Il vient de la méconnaissance affective et intuitive du temps vécu, là et tout de suite, par le sujet, et de la tendance instinctive de tout thérapeute à ramener la sémiologie à tel ou tel niveau de l'économie psychique, à tel ou tel conflit latent. C'est le signe qu'une véritable coopération ne s'est pas instaurée, et qu'une analyse clinique doit déceler là quelque chose de l'ordre d'un conflit de pouvoirs — qui ne permet plus l'appréciation exacte de l'émotion ou de l'état d'âme de l'un et de l'autre, entraînant alors des réactions inappropriées.

A l'inverse, l'échec peut également provenir d'une surestimation de la sphère affective, d'une valorisation excessive de l'érotisation de la relation, ou de son côté fusionnel initiatique qui, d'une part, commence à faire peur au sujet, et, d'autre part, ne permet plus la construction d'un attelage, d'une organisation qui prenne pour un temps — limité, certes, mais indispensable — la valeur d'une structure opérationnelle. Car les choses, dans la réalité psychique, sont loin d'être tranchées, sont plus complexes, au point que des situations d'ordre succèdent à (ou coexistent avec) des situations de désordre, et que ce n'est que très arbitrairement, par opposition à des attitudes trop fixistes ou trop linéaires, que nous avons quasiment éliminé les éléments structurels ou topiques. Alors qu'en fait, il y a tensions et conflits instables entre ces éléments, d'une part, et ce désordre de l'instantanéité, d'autre part, que nous avons dû privilégier dans ce texte parce qu'il n'était jamais pris en compte, ou plutôt était minimisé dans l'activité économique des sujets. Or cet abandon, dommageable dans une relation avec un vrai malade, serait ici non seulement dramatique (une faute professionnelle), mais absolument pas opérationnel du tout, ne serait-ce que parce qu'il ne permettrait pas la prise en compte du manque — dont l'investissement par le sujet est si élevé que la dépendance devient en quelque sorte un mécanisme actif et positif de son économie psychique. C'est en termes qualitatifs et d'intensité que s'opère cet investissement, ne l'oublions pas. Freud lui-même parle de « nostalgie inapaisable » quand il s'agit d'un objet absent ou perdu — ici, il s'agit d'un objet qui n'est pas que fantasmatique, mais dont les effets peuvent être reproduits. Et c'est cet investissement affectif, cette « nostalgie » qui seront négociés tout au long de la relation thérapeutique (alors que les éléments structurels, eux, ne sont que peu négociables, tant ils sont épars et multiples). Il ne s'agit pas de participer ici à la construction d'un nouvel ordre en échange d'un ordre ancien, il s'agit de substituer à des équilibres très instables, impossibles à tenir, d'autres équilibres moins instables, dont la somme de frustrations ne soit pas insupportable, mais qui œuvrent à un certain plaisir sans faire courir le risque d'autres dissociations plus franchement pathologiques comme modes de sortie de situations de souffrance (de manque) devenues invivables — situations qui, sans les effets des écrans chimiques, renvoient à la béance, à l'entr'aperçu de la Mort.

Béance que nous retrouverons tout au long de ce texte comme point et contrepoint ultimes : c'est elle qui est le contenant du désordre du miroir, c'est elle qui fait apparaître le temps vécu comme infiniment long ou extrêmement court (tant est proche la mort); c'est contre elle que le sujet se défend. Et, comme cette béance initiale et ultime est en zigzag, la défense se fait de même, ce qui explique ces contorsions de la clinique : le continu et le discontinu, la ressemblance et la contradiction. C'est face à son caractère morcelé que le discours s'avère de peu de prise et que le sujet se défend d'abord par l'agir. C'est face à ce même morcellement que le discours thérapeutique s'avère de peu de prise et que le clinicien s'en tire par l'affect et la mélodie. Il n'en existe pas de description correcte, il n'en est pas même d'expérience tout à fait certaine. Il y a, à la rigueur, la communauté d'expériences de tous les cliniciens ayant opté pour le même type de travail et qui admettent les mêmes observations et le même apprentissage (notons qu'avec Wittgenstein, nous disons « admettre » et non apprendre).

Là où les choses se compliquent, nous l'avons dit, c'est que tout — béances, symptômes, plénitudes, unités — est intermittent et qu'à l'intermittence propre à l'économie psychique du sujet s'ajoute et existe en soi et pour soi l'intermittence des effets du produit qui engendre à chaque fois une véritable explosion d'affects dans le *high,* et une autre explosion d'affects dans le *down,* complètement soustraites au contrôle de la lignée affective générale du sujet, mais la marquant comme au fer rouge. Alors la formation d'une autre symptomatologie clinique triomphe grâce à cet amalgame où se retrouvent le plaisir et le manque, la plénitude et la béance, et, surtout, le souvenir répété de l'un et de l'autre. Véritable témoignage expérimental de la fabrication d'une sémiologie totalement ambivalente où ne se forme aucun modèle, où tout est instable. La béance est là, comme le sont les morceaux éparpillés du miroir, qui ne permettent jamais la stabilisation ; le long temps vécu de la relation peut s'effondrer comme un château de cartes par suite d'un autre vécu fulgurant du manque ; tout est longtemps, à tout moment, dangereusement réversible. Sans la mélodie, sans l'émotion, sans la nostalgie, il n'y a pas d'échange entre ces temps-là. S'il y a échange, cette chose-là existe et devient objet de la clinique, qui doit en décrire la constitution — et la faire participer au stock de l'expérience, permettre ainsi sa répétition. Ce qui émerge là devient à son tour signal, qui contribue à la formation d'autres émergences qui vont également s'autodécrire et devenir signes et symptômes signalétiques. Toutes contribuent aux transformations en cours et sont transformées par elles, certaines vers une plus grande solidité (participant de la construction d'une identité différente), tandis que d'autres vont se défaire au gré des événements, de l'utilité, du plaisir ou du déplaisir, quelquefois de leur approximation organasmatique.

Mais la relation risque de devenir en elle-même une intoxication à deux (surtout si la mélodie revêt cette approximation organasmatique), une magie qui devient opératoire par et dans sa seule existence, dans laquelle il y a en fait davantage déplacement de la dépendance que suppression de celle-ci, ce qui revient à un véritable leurre thérapeutique (dont sont coutumières les communautés du même nom) et à un scandale éthique (transfert imposé et obligatoire). Pour le thérapeute, la relation ne doit pas être une fin en soi, elle ne pourra d'ailleurs pas l'être, puisqu'une de ses tâches en tant que clinicien consiste à reconnaître et faire reconnaître un manque (qui n'est pas « le Manque ») comme consubstantiel à l'existence, du fait qu'il naît et meurt. La notion de liberté à acquérir, comme fin en soi de la cure, doit être présente à tout moment et injectée en rappel chaque fois que cela s'avérera nécessaire. Il n'y a pas d'évolution spontanée par la libération d'un sens latent du symptôme (il s'agit là, tout autant, d'un leurre thérapeutique). Il y a attitude constamment volontariste du clinicien : c'est sa véritable cuirasse démocratique, mais aussi son véritable professionnalisme, car le seul déplacement de la dépendance représenterait un blocage dont les suites pathogènes seraient lourdes de conséquences.

La clinique doit également prendre en compte ces changements de distance relationnelle, liés à l'imprévu affectif, qu'il faudra rectifier, fût-ce au prix de blessures narcissiques de l'un et de l'autre. Ces véritables modifications de climat relationnel sont salutaires et ne sont pas extérieures au psychisme du sujet qu'ils habituent ainsi à une autre participation aux changements de distance. Il y a là matière à réorganisation affective — mais non à annulation, qui serait mortelle, car elle renverrait un sujet trop faible à ce qu'il vivrait comme un néant —, tout en sachant bien que telle ou telle réorganisation devra céder la place, à son tour, à une autre, quand le désir et la nécessité en seront mûrs. La relation est du Je avec le jeu, et, dans le jeu, on gagne et on perd. Le Je va être pris, à force de substitutions, de transformations, de permutations, à son propre jeu, et réclamer une certaine cohérence. Et cette cohérence ne peut être qu'un accord avec le Je du thérapeute, dont le jeu consiste à donner un autre sens à l'identité du toxicomane, à sa renaissance, à sa nouvelle histoire, à sa nouvelle liberté.

Il y a un paradoxe dans cette démarche et cette attitude qui exigent tant du clinicien, lequel décèle pas à pas le signal, module la mélodie, édifie le symptôme, organise l'équilibre, séduit le séducteur, pour finalement lui demander d'ouvrir ces chemins de la liberté qui passent par une césarienne de sa relation profonde, viscérale et primitive avec le toxicomane. Mais le paradoxe n'est qu'apparent, car il y va de l'instinct de vie de l'un et de l'autre, de l'un pour l'autre — il n'y aurait autrement d'issue que carnivoresque.

Qu'en est-il maintenant de ce schéma lorsque nous nous tournons pas à pas du côté de la vie du toxicomane ? Nous privilégierons l'enfance pour montrer comment il se fabrique, comment il se disloque, sans moyens familiaux et culturels de référence, et pourquoi le discours scientifique traditionnel est impuissant à combler de telles hémorragies. Puis nous traiterons, en empruntant le titre à Sartre, de l'Idiot de la famille, pour définir la place à lui attribuée dans le système familial. Nous poserons ensuite le problème du statut sexuel du toxicomane, avant et lors de sa rencontre avec le produit. Nous en resterons là, dans le cadre d'une conclusion provisoire marquée par la répétition. Car la répétition est naissance et rythme, et la question posée ouvre toujours la porte à une autre question.

novembre 1981-janvier 1982.

II

L'enfance du toxicomane

« Ce qui est découvert appelle la vue, ce qui est obscur appelle le savoir », dit la Kabbale.

Nous savons ou croyons savoir ce qu'est un toxicomane, nous le voyons, lui parlons, il nous voit, il nous parle. Nous ne savons pas comment il se fabrique, comment on le fabrique. Dès lors que l'on cherche à le savoir se posent de multiples questions :

— existe-t-il un système de fabrication des toxicomanes ?

— existe-t-il un déterminisme causaliste et donc irréductible ?

— existe-t-il une identité du toxicomane : ou, en d'autres termes, pour plagier Henri Atlan, le toxicomane ressemble-t-il à un autre toxicomane comme la structure d'un cristal ressemble isomorphiquement à la structure d'un autre cristal, ou bien n'ont-ils en commun que l'insaisissable évanescence de la fumée ?

Nous entendons dire dans ce texte plusieurs choses parfois contradictoires, tant il est vrai que tout système humain est à la fois organisateur et lieu-dit du hasard, tant il est vrai que le psychisme humain (conscience et inconscience réunies) oscille entre le cristal et la fumée. Nous entendons dire d'une façon causaliste qu'il y a système de fabrication organisateur d'un toxicomane et que, contradictoirement, ce devenir n'est pas inéluctable, en tout cas n'est pas irréversible.

Nous entendons aussi rappeler ce que nous avons dit dans les textes antérieurs sur les rapports du psychisme et de la cinétique, à savoir que tout phénomène peut ou ne peut pas se produire, suivant la vitesse de la rencontre intrapsychique et de son moment d'avènement. Nous entendons intégrer notamment dans toute clinique humaine la notion d' « instantanéité » — l'instantanéité féconde qui peut remettre en cause, de façon définitive ou transitoire, une organisation topique ou structurelle.

Dès lors, le lecteur aura à interpréter le présent texte comme une tentative d'approche pour cerner une mouvance, aborder au plus près d'une réalité qui se développe à l'insu même de ceux qui la vivent, et non comme quelque gnose fixiste. Plutôt sur le mode du « tout se passe comme si ». Cette passe-là est infiniment plus subtile et complexe que là où on l'enferme — dans le piège du discours. Mais il est nécessaire de poser ce « tout se passe comme si », d'autant que de ces affirmations doivent naître irréductiblement d'autres approches avec la Loi — loi imaginaire et loi réelle — et avec une thérapeuthique dont on revendiquera la spécificité pour les toxicomanes, spécificité radicale par rapport à toutes autres psychothérapies puisqu'elle aura besoin de connaître les mécanismes de fabrication du toxicomane, les raisons d'être du produit qu'il prend ou s'injecte, et les effets de ce produit dans l'économie psychique et libidinale du sujet pour avoir prise sur l'événement.

Une des raisons d'être de ce texte consiste à formuler une différence qui nous paraît fondamentale — et qui est constamment occultée par une Loi et par un pouvoir médical qui n'y connaissent rien — entre usagers de drogues, qu'elles soient dures ou douces, et toxicomanes.

Les usagers de drogues relèvent d'une interrogation sociale, les toxicomanes sont des malades en état de souffrance et, à ce titre, relèvent d'une intervention thérapeutique. Il est grand temps que cessent les confusions qui nous obnubilent et le rôle d'une « clinique des toxicomanies » est précisément de faire la part des choses, loin d'une psychiatrie ou d'une psychopharmacologie moralisantes ouvrant les voies à toutes les tyrannies.

Nous pouvons dire avec netteté qu'il n'y a pas d'enfance spécifique de l'usager de drogues. Nous pouvons dire avec netteté qu'il y a des événements, des passes spécifiques dans l'enfance du toxicomane. Non pas forcément chez des enfants à hauts risques, dans des familles à hauts risques, mais chez des enfants apparemment normaux chez qui se seront produites une ou des brisures. Nous pouvons entrevoir ces brisures, les repérer, les signaler, nous pouvons quelquefois — pas toujours — trouver le pourquoi partiel de ces brisures. Nous ne savons pas aujourd'hui pourquoi l' « instantanéité » de ces brisures est tellement opérationnelle, par comparaison avec d'autres enfants, qu'elle vient s'inscrire avec une telle obligativité dans le psychisme et la mémoire de tel ou tel sujet.

Aussi ne faut-il pas attendre de ce texte plus qu'il ne peut donner. Il procède plus par intuitions que par démonstrations. S'il n'a pas de racines dites scientifiques, il ne s'agit pas non plus d'un texte philosophique ou purement spéculatif, car il a pour base essentielle l'expérience clinique phénoménologique (notamment l'exploration de la névrose compulsive et impulsive décrite par Durand en 1958), et pour apport théorique la psychanalyse. Il a encore pour légitimité l'expérience du Centre médical Marmottan qui a reçu, en dix ans, 12 000 usagers de drogues et toxicomanes.

Avant d'aller plus loin, il faut également dire notre conviction que quelque chose d'essentiel se joue autant et aussi dans l'ordre du biologique, comme support et renvoi du psychisme, par la construction et la redistribution de systèmes organisateurs neurobiologiques, synaptiques, hormonaux, enzymatiques. Quelque chose de l'ordre de l'infiniment petit, de l'ordre de la compétition, qui met en jeu des phénomènes *on-off* dont la sommation permet elle aussi le passage du quantitatif au qualitatif — annonçant en cela ce que fera plus tard le produit, produit dont il convient de resouligner la nature objective et non fantasmatique. Cette mobilisation, ce déplacement cinétique, cette compétition répétitive sont essentiels pour que se structure un toxicomane, lequel capitalise peut-être, en particulier au niveau des structures rhinencéphaliques, un acquis sensorio-sexuel de plus en plus différent de celui des autres hommes.

Ce n'est que par manque de véritable culture neuro-bio-physiologique que nous ne pouvons qu'effleurer cette voie avec la même sûreté que la clinique. Mais nous tenons pour fondamental de l'y associer.

Nous avons dit plus haut qu'il n'y a pas d'enfance spécifique de l'usager de drogues dures et douces : la preuve en est évidente, flagrante, quotidienne. N'importe qui d'entre nous a pris, prend ou prendra des drogues. Nous connaissons des milliers de gens qui en prennent et qui ne sont pas, ne deviendront pas des toxicomanes. Or il existe des toxicomanes.

Il existe donc une différence entre ces deux types d'hommes et nous allons essayer de démontrer que cette différence se constitue dès la petite enfance. Encore faut-il préciser — et ce n'est pas une simple clause de style — qu'en la matière, il ne s'agit pas de la loi du « tout ou rien », et que d'innombrables états intermédiaires peuvent exister, des évolutions se produire dans un sens ou l'autre (ce qui d'ailleurs justifie la notion même de thérapeutique), et qu'être ou non toxicomane relève plutôt de la parabole suivante : on ajoute un grain de sable à un grain de sable, et à $x+1$ grains de sable, on dit qu'on a affaire à un tas de sable.

Encore faut-il préciser que bien des gens possèdent un tel patrimoine dans leurs acquisitions enfantines et ne deviennent pas pour autant toxicomanes. Pour que quelqu'un doté de ces acquis le devienne, il faut et il suffit de deux conditions :

— la première : c'est qu'il rencontre la drogue ;

— la deuxième : c'est son rapport avec la transgression de la Loi.

Par Loi, nous entendons ici aussi bien la loi imaginaire que la loi réelle. Le rapport du futur toxicomane avec la Loi est modifié soit par nécessité absolue d'organiser ailleurs le narcissisme brisé dont nous parlerons plus loin, soit parce que la contrainte ludique pour exister est plus impérative que la contrainte légale : celle-ci est vécue comme inopérante, ceux chargés de l'incarner étant forclos (père âgé, impuissant, homosexuel par exemple, ou mieux, vécu comme incapable de faire jouir la mère) ; soit encore que le seul mode d'être au monde, primaire et biologique, réside dans le masochisme comme tentative d'organisation de l'image de soi ; soit enfin — c'est le cas le plus fréquent — que, comme pour le grain de sable, tous ces éléments à la fois se combinent.

Le problème du rapport avec la Loi, qui nous paraît fondamental, dépasse le cadre de cet exposé, mais devra le compléter obligatoirement.

Nous avons parlé de différence. La question qui se pose alors à tout thérapeute est de savoir de quelle structure psychologique il s'agit — et si le toxicomane a une *autre* personnalité.

Durand avait décrit une névrose toxicomaniaque à deux composantes : une impulsive, une compulsive. Quand on y regarde d'un peu plus près, on constate effectivement que nombre de nos patients, à qui nul clinicien ne peut dénier leur identité, ont à voir avec cela — notamment sous le rapport du passage à l'acte et de la culpabilité. On constate également que cette névrose y ressemble « un peu », mais pas tout à fait : la complexité du toxicomane n'est pas réductible, par exemple, à la névrose obsessionnelle. De même, le thérapeute non préconditionné va constater que le toxicomane va toujours ressembler « un peu » à quelque chose qu'il a déjà connu : un peu de psychose, un peu de maniaco-dépressif, un peu de pervers, un peu d'homosexualité, etc. Un peu, mais pas tout à fait : avec des variantes pour chaque individu et pour chaque étape de la prise en charge thérapeutique pour un même individu.

Lorsqu'il soignera, surtout s'il est de formation psychiatrique, il soignera ce « peu » qui lui est familier (et ce sera là l'erreur fondamentale de toute prise en charge non spécifique du toxicomane), mais négligera l'essentiel : la construction spécifique de la personnalité du sujet, le caractère spécifique du produit, et cette rencontre non moins spécifique du corps, du psychisme et du produit qui entraîne une modification irréductible à tout autre, car portant indissolublement et sur le corps et sur l'esprit, créant l' « instantanéité » organisatrice d'une unité qui jusque-là lui échappait.

Ainsi, la plupart du temps, le thérapeute s'en tiendra à quelque terrain familier. Il n'osera s'aventurer plus loin, parce qu'il ne comprend pas. Aujourd'hui, ceux qui veulent aller plus loin auront à résoudre deux problèmes essentiels, à chaque individu renouvelés :

— le premier est celui du pourquoi de cet « un peu » et pas « tout », dont nous venons de parler, de cette incomplétude peu rassurante de la pathologie retrouvée ; c'est ce que nous appellerons le *stade du miroir brisé* ;

— le second, que nous avons déjà effleuré, est essentiellement de nature phénoménologique : c'est le problème du passage du grain de sable additionné à un autre grain de sable ; bref, de savoir comment, quand on obtient un tas de sable ; donc de redécouvrir toute la démarche zigzagante, non rationnelle, non réductible à aucun langage, des combats, des pulsions agressives et violentes, du choc de la brisure, du renvoi par la mère de ce choc, de la fonction du temps, par où s'introduit la discontinuité et la rupture engendrant la perte momentanée du soi — et, enfin, de la confrontation avec la Loi.

C'est ce que nous allons essayer d'aborder maintenant.

Le stade du miroir brisé

On sait l'importance du stade du miroir dans la conception lacanienne de la formation de l'identité de l'homme, l'enfant se découvrant autre dans un miroir réel ou symbolique, ce qui lui permet de rompre l'existence fusionnelle qu'il menait avec sa mère.

On sait moins que, chez Lacan, il y a pour ce stade une connotation cinétique. On parle du « flash » de la découverte de soi, de l'image de soi. Presque tout le monde a escamoté ce côté explosif, cette fission séparative, tant nous sommes en fin de compte obsédés par la conception d'un développement linéaire ontogénique et phylogénique de l'homme.

Or rien n'est moins linéaire que le développement psychique de l'homme : du traumatisme de « sortie » à la naissance, à l'apprentissage des lois, ce sont de véritables ondes de choc qu'a à affronter le petit de l'homme. En tenant compte de ces éléments, on mesure l'extraordinaire vulnérabilité d'un enfant et combien, si « en gros » tout se tient, peuvent exister dans le détail de multiples facteurs de dérapage.

C'est d'un tel dérapage qu'il s'agit lorsque nous parlons du stade du miroir brisé. Nous savons en effet, par exemple, que toute théorie psychogénétique de la psychose implique ou laisse entendre une impossibilité, aux multiples raisons, de la réalisation de ce stade du miroir ; une impossible liquidation du stade fusionnel.

Pour le futur toxicomane, il va plus ou moins se passer quelque chose d'intermédiaire entre un stade du miroir réussi et un stade du miroir impossible, quelque chose qui va décoder le programme psychologique préétabli en fonction des nouvelles informations reçues. Pour retrouver, approcher cette passe en étudiant l'enfance du toxicomane, nous disposons de deux méthodes :

— l'anamnèse, d'une part, indispensable mais sujette à caution ;

— et, d'autre part, une approche anthropologique inversée qui, partant de l'hypothèse que le comportement du toxicomane a une fonction à la fois dans le système social et dans le système familial, consiste à aller voir, à regarder ce que fait le toxicomane, notamment de son propre enfant — ce qu'il projette sur lui.

Nous proposons qu'il projette une part de ce que lui-même a reçu, en particulier pour les raisons suivantes : la prise du produit, ce que les cliniciens appellent de façon réductrice le symptôme toxicomaniaque, prend le pouvoir quand les avenues de la transmission de la Loi sont occupées : c'est-à-dire, par exemple, quand il existe un secret non dit. La faute du père est le plus bel exemple de la crainte de la révélation que l'on peut parfaitement illustrer par le thème de Laïos dans le mythe d'Œdipe. Fameux mythe où l'on oublie trop souvent de souligner qu'avant de mourir assassiné, Laïos le père avait séduit l'ami masculin de son fils... Ce non-révélé peut être plus banalement une famille psychotique, des deuils, un père trop âgé, son impuissance à faire jouir la mère, des ruptures, une homosexualité, etc.

Or, si nous regardons le toxicomane avec son enfant, une chose au moins frappe : contrairement à ce que disent d'aucuns, l'enfant ne manque pas ou presque jamais de chaleur maternelle, ni d'affection — plus, il est vrai, du côté maternel que du côté paternel (le père vit souvent l'enfant comme un accident à assumer tant qu'il tient à la mère). Mais ce qui frappe davantage, c'est que l'enfant n'est pas du tout sacré, dès son jeune âge, devant le démonstratif.

Comme la prise du produit, le démonstratif prend le pouvoir en lieu et place de ce que la tradition orale familiale a occulté. L'observation courante nous montre que le toxicomane projette sur l'enfant le voir, le démonstratif, le spectaculaire, tout comme enfant il se manifes-

tait par ce que l'on peut appeler une inadapta-
tion, un « déséquilibre » qui, si l'on avait su y
regarder d'un peu plus près, n'étaient qu'une
exaspération de la fonction ludique, une véritable contrainte ludique qui, en son temps, pre-
nait le pouvoir là où la parole n'avait pas cours.

Maintenant, devant son propre enfant, il
n'épargnera rien : crises, suicides, comas, violences. L'enfant a *à voir* : L., 35 ans, fera trois
tentatives de suicide devant son fils, comme H.,
31 ans, fera devant le sien une douzaine de
comas, alors qu'elle n'en a fait que deux en son
absence.

Tout se passe comme si le parent réglait
devant lui ses propres comptes. Comptes avec
ce qu'il avait à voir, lui, mais à une période où,
comme nous l'avons dit, les avenues de la
transmission, et notamment celle de la Loi,
étaient occupées par l'impossible dit, par le
non-dit. Source d'une angoisse et d'une culpabilité incommensurables — en tout cas sans possibilité de référence et donc de comparaison avec
toutes autres — qu'il n'a donc pas su ni pu
métaboliser. Porteur de l'angoisse d'une
demande qu'il n'a pu formuler en temps utile
vis-à-vis de ses propres parents, le côté spectaculaire de son « démonstratif » est la conséquence directe de la censure qu'on lui a imposée
et/ou qu'il s'est imposée.

C'est cette opposition entre le spectaculaire
de la démonstration littéralement « amorale »
vis-à-vis de sa propre progéniture et sa propre

enfance, traumatisée mais aux réactions somme toute « raisonnables », qui nous amène à la notion de miroir brisé.

Tout se passe comme si un raisonnement infra-verbal implicite existait, ce raisonnement étant : « Je n'ai jamais réussi à faire passer le message de mon angoisse. Je l'ai colmaté avec le produit. Cela ne fonctionne pas — du moins avec mon enfant qui prouve par son existence que j'existe, alors que je ne suis pas sûr de mon identité. Je le fais passer par là, sinon je deviens fou. » En effet, face à cet être nouveau, ce qui se joue là, et que le commun des mortels appelle égoïsme ou vice, est la difficulté extrême de constituer un moi adulte. Difficulté qui scande, depuis l'enfance, la vie du toxicomane.

Scansion, car la toxicomanie est toujours un vécu en action, une suite de passages à l'acte, avec la constance d'un imaginaire en apparence volontairement orienté, par lequel le toxicomane cherche à revivre — ou plus exactement à recréer — des instants privélégiés de son enfance, ou à réaliser des situations fantasmées dans l'enfance.

Or, pour lui, c'est dans une instantanéité simultanée que s'est joué et anéanti le privilège. En effet, si nous admettons et reprenons la métaphore, c'est à ce moment, dans cette passe où doit se constituer un moi différent du moi fusionné-mère, ce face-à-face avec le miroir, ce « flash » de la découverte de soi et de la découverte de l'image de soi, qu'au même instant précis, le miroir vient à se briser, renvoyant certes une image, mais une image brisée, une incomplétude là même où les béances laissées par les éclats absents ne peuvent renvoyer qu'à ce qui était antérieur : la fusion, l'indifférenciation — état que l'on rapprochera de l'instant précis où Adam, à l'instigation d'Eve, se met à croquer le fruit de l'arbre de la Connaissance du bien et du mal : entr'aperçu fulgurant d'un inéluctable futur, nostalgie d'un paradis perdu, mélancolie d'être et de ne pas être, qui expliquent en partie le versant mélancolique de la toxicomanie. C'est de ce double mouvement simultané de reconnaissance et de brisure que naît l'incomplétude de la nosographie qui se rattache à sa pathologie.

Dès cet instant, le sujet est à la fois normal et psychotique, à la fois normal et pervers, etc. Dès cet instant se joue d'abord et avant tout l'avenir du toxicomane : à chaque instant de sa vie, face à face, dans le secret profond de son intimité, avec cette simultanéité de la reconnaissance et de l'impossible reconnaissance, il *jouera*, il essaiera d'annuler ou de chercher à approcher le plus près possible, à tout prix : faute de mieux, ce sera, dans sa propre enfance, la contrainte ludique dont nous avons déjà parlé ; ensuite, ce sera avec le produit et le piston de sa seringue ; ensuite, devant cet enfant qui, à son tour, lui renvoie le problème insoluble du moi et de l'identité, il jouera sa vie jusqu'à la mort, car alors le produit ne suffira déjà plus à lui permettre de retrouver une éphémère unité.

Et, de fait, il n'y a pour lui de solution définitive que dans un compromis ou dans la mort. Et réside là un autre volet de la clinique du toxicomane.

Ainsi en partie fusionné, en partie autonome, donc en partie psychotique, en partie pervers, et donc en partie normal, le toxicomane potentiel va son destin. Mais, avant de le suivre plus loin, il nous faut nous interroger sur les pourquoi de cette brisure, et sur le moment où elle se produit.

La brisure n'est pas à sens unique ; y intervient d'abord et avant tout la mère. Cette brisure se produit dans le système mère-enfant, quand ce système et son rôle dans l'économie libidinale ne fonctionnent pas, ou pas complètement. Pour qu'il y ait brisure, il faut qu'il y ait un ou plusieurs chocs. La mère reçoit ce choc, mais le renvoie également. C'est l'entretien de ce renvoi, permanent au cours de l'enfance, qui contribuera à l'impossible renforcement du moi du toxicomane. Partant, c'est la suppression de ce renvoi, ou du moins sa neutralisation, qui pourra plus tard permettre la « cure » du toxicomane.

La brisure s'établit donc dans une cinétique de la relation mère-enfant. Ses causes en sont multiples, vraisemblablement en elles-mêmes insuffisantes si la personnalité de la mère (et aussi, mais d'une autre façon, celle du père) n'était pas ce qu'elle était.

Prennent ici leur importance prévalente des éléments toujours retrouvés dans la biographie du sujet et dont nous énumérerons les plus significatifs, quoique cette liste ne soit pas exhaustive : parmi eux apparaît le remplacement par l'enfant d'un autre, qu'il s'agisse par exemple d'un frère ou d'une sœur décédés : L. était ainsi le troisième enfant d'une famille de quatre ; le premier étant décédé, le deuxième avait pris le prénom de celui qui était mort, et ainsi de suite. Mais, encore et bien plus fréquemment, il s'agit du rejet explicite d'un enfant de sexe inversé, ou d'un non-désir de la naissance chez la mère, constamment réaffirmé par la suite, ou, comme dans l'exemple ci-dessus, d'un choix de prénoms signifiant la permanence du non-désir. Bref, l'enfant est vécu et se vit à la place d'un autre, en tout cas pas à sa place, et toute tentative pour trop la revendiquer entraînera *ipso facto* la même réaction, le même renvoi à la non-identité. Peut-être faut-il voir là, dans cette cinétique de la relation mère-enfant, une des raisons de la construction d'une homosexualité si fréquente chez les toxicomanes.

C'est dans cette cinétique relationnelle que se situe — ou plutôt ne se situe pas — le père. On ne peut parler de forclusion et du nom du père et du père lui-même. Il n'intervient que d'une façon négative, soit en ne témoignant pas de son désir à lui de nominer l'enfant, soit en abdiquant son rôle paternel pour prendre un rôle maternel en lieu et place de la mère. Mais s'il prend telle ou telle position, c'est qu'il est vécu et présenté comme n'en pouvant prendre nulle autre : le non-dit de la tradition orale familiale le présente comme impuissant, soit par son âge réel, soit par la place prise dans l'activité systémique familiale, soit parce qu'il est vécu comme incapable de faire jouir la mère. Inutile de préciser que les trois facteurs peuvent se combiner ou se compléter.

Encore faut-il souligner à nouveau que ce que nous essayons de décrire est un ensemble dynamique dont l'installation temporelle est progressive, réactivée par périodes, actualisé au moment de l'adolescence par la crise pubertaire, le rapport à la Loi, la connotation sociale de la transgression.

De tout ce dont nous venons de parler et qui nécessiterait maints autres développements naît comme un papillon qui n'arrive pas à se libérer de sa chrysalide ; naît donc de la brisure, et se constitue ce bâtard polymorphe dont l'identité en facettes, morcelée, renvoie à toutes ces pathologies qui nous piègent et le piègent. Mais elles ne sont pas suffisantes pour le situer : son identité est ailleurs, tout comme l'identité du peuple juif n'est pas réductible à des données préalablement établies. Nous ne pouvons pas plus dire que le toxicomane est un maniaco-dépressif ou un pervers que nous ne pouvons dire que le judaïsme est une religion, un nationalisme ou la superstructure d'un problème économique. C'est au problème non réductible d'une communauté de destin que nous avons affaire.

Ensemble dynamique, avons-nous dit, et à répétition. Mais l'essentiel réside néanmoins dans la première fois, dans le mouvement, l'instantanéité de la simultanéité : le miroir se constitue et il se brise. Il y a acmé dans la scansion. C'est ce mouvement, cette impossibilité du *statu quo,* dont nous venons de montrer qu'elle sera à chaque moment ressentie, qui fera l'originalité du toxicomane.

Le cursus de cet impossible *statu quo* va se situer à trois niveaux :

— au niveau de l'intériorité où s'accumulent les conflits non résolus, car non solvables, où les raisons d'être des pulsions ne pouvant se repérer, celles-ci oscillent entre une agressivité et une violence dirigées vers autrui puis retournées contre soimême, comme objet indigne d'être aimé, puisque n'étant pas ;

— au niveau de la relation où le sentiment aigu du « déjà presque » et du « jamais plus » explique la demande carnivoresque du « tout, tout de suite, maintenant », que formule le toxicomane ;

— au niveau de la Loi — dont la référence ne suffira jamais à calmer l'angoisse du toxicomane, tant celui-ci a besoin d'aller de l'autre côté du miroir, voir ce qui s'y passe, chercher un je ne sais quel écho caché d'un moi entr'aperçu.

On conçoit le nombre de déceptions répétées, accumulées au fil des ans — et ce, d'autant plus que toute l'organisation familiale, scolaire, sociale, tous les codes, toutes les informations auxquels le sujet aura affaire renvoient à une norme qui ne peut être la sienne, car, pour les raisons dites plus haut, elles ne peuvent pas permettre l'organisation d'un narcissisme brisé.

Dès lors, ce sera l'injection, le geste de l'injection du produit dans une veine, qui, sur le plan symbolique, peut être assimilé à la tentative de l'introjection de ce brisé — un peu comme du ciment dans les fentes du mur — pour refaire un tout perdu.

Si l'on connaît par ailleurs les qualités (initiales et initiatiques) de ce ciment — par exemple de l'héroïne —, ses propriétés calorifériques et d'atmosphère qui font que l'on se sent comme dans un cocon, un bain d'eau tiède, sirupeux, dans une atmosphère archaïque, pré-génitale, on comprend que, du symbole à la réalité, le toxicomane croie avoir trouvé le paradis, c'est-à-dire l'Unité.

A ce sujet, l'on ne peut qu'être frappé par la description totale, sinon totalitaire, au-delà de l'extase, comme une révélation à nulle autre comparable, du premier flash et de la première planète réussis.

Nous savons l'importance que vont jouer dans la maintenance de la toxicomanie les phénomènes de la mémoire, et tout particulièrement de la rencontre avec le flash et la première planète réussis, cette unité enfin trouvée, et dans quelle atmosphère de jouissance ! Au souvenir de cette rencontre va donc s'ajouter de surcroît le souvenir du plaisir éprouvé. Or, nous savons par ailleurs que l'enfant a été un pervers polymorphe, surtout à l'époque de sa petite enfance.

Nous avons admis comme hypothèse de travail, avec la notion du miroir brisé, qu'infiniment plus que tous les autres phénomènes de son ontogenèse, le toxicomane aura comme mnésie privilégiée cette pré-instantanéité, cette acmé de la scansion où va s'opérer la brisure, la phase suivante, obligatoire, étant le mouvement où devrait se situer la rencontre contraignante avec les lois, et l'organisation de la relation à l'autre. Dès lors, d'une manière à la fois consciente et inconsciente, le toxicomane va essayer de revivre, de se remettre en position de petit enfant, d'annuler la brisure. Il ne sera donc pas étonnant de le voir se prolonger le plus possible en tant qu' « un peu pervers ». Cherchant à retrouver ces moments et ces éléments de perversion, seuls moments et situations de bonheur qu'il ait connus. C'est la raison pour laquelle l'observateur effaré va assister aux tentatives apparemment « incompréhensibles » du toxicomane pour les reconstituer et s'y retrouver, car le mouvement propre à l'enfant pervers polymorphe est d'halluciner la réalité, notamment par le jeu, de façon telle et tellement suffisante qu'il peut à chaque moment, mais pour ce moment-là seulement, l'annuler.

C'est exactement le rôle que va prendre le produit, seul capable d'halluciner le réel, seul capable de l'annuler quand l'autre façon de faire ne sera plus suffisamment opérante. C'est ce que fera le toxicomane avec le produit. On voit ainsi se préciser le rôle du produit dans l'économie identificatoire et libidinale du sujet : combler les vides du miroir, annuler le réel, source de l'angoisse totale, retrouver, à l'acmé de la scansion, l'Unité identificatoire, et dans la planète se retrouver nourrisson, sans culpabilité et sans sexualité — donc sans problèmes. Le produit, le rôle du produit est de se placer là, en lieu et place de la brisure, et de l'annuler à ce moment précis.

Tout se joue donc autour de la brisure, dans l'immédiat avant et dans l'instantanéité. Mais peu importe le temps réel, peu importe la dimension de ce temps. Cette dimension sera à la mesure de ce qu'aura vécu le sujet. Ce qui compte, c'est le temps vécu de la reconnaissance-déconnaissance, de la perte de l'identité. Ce qui compte également, c'est le presque-plus de l'après. Etre et ne pas être, là est toute la question de l'enfant qui va devenir toxicomane.

On peut même imaginer le module d'inscription biologique de ces ruptures et de leurs champs d'organisation dans le substrat organique du mnémotron humain. Nous nous trouvons, à partir de maintenant, devant un nouveau système auto-organisateur ayant des propriétés à la fois anciennes, classiques et nouvelles. Il va désormais falloir s'interroger sur la façon dont il se bâtira. C'est ce que nous appellerons *le stade de la démesure.*

Le stade de la démesure

Nous avons parlé du choc de la brisure, et du choc en retour de la réaction de la mère. Toute démesure commence à ce point. Par rapport à tout ce qui précédait, la sensation, le sentiment éprouvés sont démesurés. C'est l'événement : immense. A partir de là, le processus biologique et psychologique du vieillissement se poursuivant, le futur toxicomane se retrouve avec les morceaux éparpillés du miroir, il va chercher à se constituer un moi et une personnalité. Pour ce faire, il va explorer toutes les dimensions de son éparpillement. Chacune va le ramener à son incomplétude, car si toutes sont nécessaires, aucune ne s'avérera suffisante.

Thomas, cinq ans, est le fils de L. dont nous avons parlé plus haut. Son père A., 33 ans, est un ancien toxicomane guéri, qui travaille dans un centre pour toxicomanes et ne vit plus avec sa mère qui, elle, accumule les accidents démonstratifs. Thomas a tout connu, tout vu, y compris les amants de sa mère. Il est sur une plage avec nous, et son activité de jeu est frénétique. Mais ce qu'il nous montre avec fierté, encouragé par son père, c'est la dimension énorme de son sexe. Devant nous, sans gêne aucune, à cinq ans, il va se masturber plusieurs fois, se livrer à un simulacre d'acte d'amour avec sa petite cousine. Visiblement, il a l'habitude de ce type de jeux, sans qu'ils soient censurés d'aucune façon. Aucune loi n'est ici établie. Au contraire, le père — qui a pourtant réglé d'une manière admirable son rapport à la drogue et à la foi — est très fier. Thomas ne fait finalement que répéter ce qu'il a déjà fait, dont il a le sentiment que c'est autorisé.

Plus tard, l'enfant nous entraîne dans une cabane qu'il a construite parmi les ronces ; voici comment il nous décrit son appartement : « Là c'est la cuisine, là c'est la chambre, la salle de bains... et puis là, c'est la pharmacie. » Il est évident, là encore, qu'il ne serait pas venu à l'idée d'un autre enfant de nous présenter la pharmacie. Ce que Thomas nous donne à voir, ce qui occupe une place importante dans sa vie, c'est ce qui occupe une place importante dans la vie de sa mère. Ce n'est plus un simple lieu de soins, c'est un lieu fondamental.

Si l'on télescope ces faits : la place acceptée du démonstratif, devenu banal, le plaisir accordé reconnu à la masturbation, la fierté exprimée devant la dimension d'un sexe, alors qu'il s'agit d'un petit garçon, et enfin la place tout à fait inhabituelle de la pharmacie, on aura, réfléchis sur le petit garçon, les éléments qui auront revêtu une importance disproportionnée pour les parents ; éléments qui occupent ou ont occupé une part importante de l' « agir » du père et de la mère. Suffisamment, en tout cas, pour que l'enfant puisse les exprimer sans culpabilité ni honte, au vu et au su de tout le monde. Comme s'ils allaient de soi.

L'agir des parents toxicomanes, c'est celui de personnes placées devant une situation irréversible ; ils ne peuvent retourner à un stade fusionnel ; la brisure est pour l'heure (celle de leur enfance) irréparable avec les moyens dont ils disposent. Elle se définit à elle seule comme l'impossibilité de la répétition : ils ne peuvent pas se regarder à nouveau comme tout autre homme (comme, par exemple, le futur « simple » usager de drogues). Ils n'auront donc pour seule alternative que la recherche pulsionnelle de remplacements, et ce, jusqu'à la rencontre avec le produit : d'où la contrainte ludique, les transgressions, jusqu'à la pratique d'une sexualité qu'ils ressentiront comme incomplète et qu'ils désinvestiront vite. Pour l'heure, ils n'ont pas les moyens de négocier un compromis possible, car ils sont trop petits pour saisir, trop aliénés pour expliquer. Ils sont simplement assez grands pour sentir le manque et en souffrir.

Face au manque, à ce manque de caractère archaïque, les armes qui sont à la disposition de l'enfant — mais d'une manière quasi obligatoire, tant est indicible la souffrance que lui cause l'apprentissage des lois auxquelles la famille et la société le soumettent — ne peuvent être que le plaisir et le jeu.

La réalité étant insupportable, l'enfant va devoir halluciner l'imaginaire infiniment plus que les autres, et comme le temps vécu sera pour lui tout autant insupportable, il l'hallucinera plus longtemps que les autres, au-delà de cette limite habituelle où l'enfant distingue la réalité du fantasme, jusqu'à ce que soit rendu possible le dévoilement du caché par le produit, littéral porte-parole de l'identité un moment retrouvée. Tant il est vrai que ce qui s'est passé est pour lui « insensé », et que l'insensé, s'il n'est pas annulé, peut rendre fou.

Devant l'insensé, il est contraint à la démesure ; sa mémoire ne le renvoie qu'à un blocage, au stade où l'auto-organisation primitive s'est bloquée, dans cette fermeture. L'excès de la catastrophe entraîne l'excès même de la réaction et des nouvelles tentatives d'organisation ; et dans la mesure où le dévoilement de l'inconscient est partiellement paralysé, ce sera donc au moyen d'une conscience volontariste mobilisée.

Ainsi, lorsque l'hallucination cessera d'être possible à cause du poids de l'ordre, de la loi, de la relation, il cherchera par tous les moyens à la retrouver — jusqu'à ce qu'il retrouve en mieux ses effets dans et par le produit.

A son âge, dans sa situation, du fait du

blocage de tout système référentiel, il ne peut utiliser la langue. Le Discours n'est pas possible ; le serait-il qu'il ne servirait à rien, tant ce dont nous venons de parler d'une manière réductrice relève de l'insaisissable, de l'impalpable, pourtant situés *in vivo* dans la psyché du sujet.

Nous avons déjà indiqué que la première façon d'halluciner l'imaginaire était le jeu. Nous avons parlé de « contrainte » ludique. Tout ludisme a une fonction, mais, ici, la fonction du jeu est particulièrement contraignante : *tout* doit se transformer en jeu ; à une situation d'exception répond un jeu d'exception. Est jouable ce qui n'est pas jouable pour autrui : l'affect, le sentiment, et bien sûr la loi, ses représentants et ses représentations.

Ainsi, dans un centre de postcure que nous connaissons, où séjournent garçons et filles de vingt à trente ans, les bandes vidéo filmées par eux ont deux thèmes fondamentaux : le travestisme et les attaques de diligences ou de banques. L'environnement même est travesti : rappelons-nous le début de la mode des cheveux longs, et sa naissance dans un univers où la drogue était souveraine. La démesure de ce jeu se marque en effet dans ses dimensions temporelles (au-delà du temps où l'on devrait cesser de jouer : cf. le monde hippy), dans son travestisme (qui marque également l'impossibilité de l'identité), dans son refus de la réalité (notamment de la réalité scolaire), dans l'hédonisme enfin, couplé avec le refus de grandir : dans le même centre de postcure, les pensionnaires s'aménagent des chambres tirées directement de contes pour enfants, avec lits à baldaquin, bungalows de Tarzan, etc.

Bien entendu, le jeu se complique avec l'âge, et les exemples ci-dessus ne sont là qu'à titre de démonstration ; le jeu va s'apparenter en fait à tous les rituels du sado-masochisme : on va jouer à faire souffrir la famille, à fuguer, à faire peur, à se faire peur. (On est frappé, par exemple, de la fascination du pré-toxicomane pour les films d'horreur et d'épouvante.) Ce jeu s'intellectualise, se rationalise, mais, pour le sujet même, si son jeu touche cruellement autrui, pour lui c'est quelque part du « cinéma ». La disproportion est là, dans l'écart entre ce que le sujet vit de la réalité et ce que ses proches en perçoivent.

Jeu prolongé, jeu de plus en plus pervers, jeu contraint : le toxicomane vit dans un tourbillon qui se fait et se défait alors que sa forme extérieure reste stable. De cette distance entre le perçu et l'à-percevoir psychique, va naître ce sentiment de « parano » tout aussi disproportionné qui accompagne le plus souvent le vécu du toxicomane.

Halluciner le réel, vivre l'imaginaire ne peuvent suffire à l'enfant. Comme tout autre enfant, celui-ci a des rapports priviligiés avec son propre corps. Il va utiliser ces rapports en une relation tout aussi démesurée qu'avec le jeu. La découverte de son corps comme source de plaisir sera fondamentale. Lui qui n'est rien, qui n'a rien, pour qui le réel est insaisissable, pour qui l'identification avec les images parentales ne sera jamais complètement possible, possède un corps dont il peut obtenir du plaisir quand il veut, comme il veut. Lui qui est à la recherche d'une impossible répétition, découvre la possibilité de la répétition du plaisir. Il la pratiquera d'une manière exacerbée.

C'est donc, avant tout, la masturbation qui va prendre une place disproportionnée par sa répétition et sa durée dans le temps (il ne sera pas rare de la retrouver, après l'adolescence, associée notamment à cette drogue para-pubertaire qu'est le haschich). La masturbation n'engendre pas plus la toxicomanie qu'elle ne crée la folie, comme on voulait le faire croire au XIXe siècle ; elle est la pratique dans laquelle réside la seule fusion accessible à l'enfant, celle du concret de son corps. Ainsi il vérifie qu'il est — avec celle de la possibilité du plaisir — création d'une instantanéité, à l'acmé de laquelle s'annule enfin l'angoisse de la non-identité de l'être parcellisé, éclaté — acmé qui est une véritable propédeutique de ce qu'il fera plus tard avec le produit.

Répétitive et étalée dans le temps pour les raisons de possibilité vérificatoire dont nous venons de parler, et donc déjà disproportionnée dans sa pratique, elle l'est encore davantage dans son vécu fantasmé et dans la « quantité » de plaisir éprouvé : il est évident que ce plaisir éprouvé est énorme, comparé à tout le reste du vécu du futur toxicomane, qui n'est qu'angoisse, incertitude, instabilité, sentiment permanent de manque — alors que là il est Un, et dans le plaisir. Cette dimension sera alors engrangée dans la mémoire du sujet, et sera d'autant plus projetée dans le futur que, comme avec le produit, la « quantité » de plaisir et de fusion va diminuant avec leur répétition, comblant de moins en moins la béance du manque.

D'autant aussi que la pression légale et morale s'accentue : on ne pourra plus s'y adonner sans honte ni culpabilité. Ainsi, avec la fin de l'hallucination ludique et celle de la masturbation — non pas dans leur pratique, qui subsistera longtemps comme un faute-de-mieux, mais dans leur pouvoir de combler le manque — se développera la recherche compulsive d'un substitut qui pourra être alors, si elle vient à être découverte, la drogue.

Mais, malgré son caractère disproportionné, la masturbation resterait banale en soi si nous n'insistions pas sur une dimension qui, comme le temps vécu, ou l'instantanéité, ou la « quantité », renvoie à des notions que, faute de mieux, nous ne pouvons que rapprocher des termes de thermodynamique et de cybernétique. Dans la masturbation, outre sa répétition et sa prolongation, ce qui est exagéré, pour ne pas dire exaspéré, c'est l'intensité des sensations éprouvées. De même que l'enfant futur toxicomane

vit ses relations avec autrui en termes de
« parano », de même qu'il vit son rapport avec
le temps (voir plus loin) de manière spécifique,
de même ses va-et-vient sur son sexe trouvent
leur intensité dans la vérification de l'existence
même du sexe, et la qualité des sensations
frénétiquement éprouvées ne sont d'aucune
comparaison possible avec ce qui serait l'activité sexuelle avec tel ou telle partenaire. Il n'est
pas étonnant que ce va-et-vient sur le sexe se
retrouve plus tard projeté sur le va-et-vient du
piston de la seringue, mais aussi, dans son
exacerbation, sur la *montée* et sur la *descente*
que va procurer le produit.

Le même va-et-vient a une autre importance
significative, comme l'auront plus tard cette
« montée » et cette « descente », traduites en
anglais par *high* et *down* : tous deux renvoient
aux moments d'excitation et de dépression du
maniaco-dépressif.

Ce n'est pas par hasard que nous introduisons
ici, à la suite de Rosenfeld, la notion de
maniaco-dépressivité : elle est par excellence la
maladie de la démesure, de la fuite dans un
imaginaire complètement mégalomaniaque,
chèrement payée ensuite par un retour encore
plus excessif à une réalité vécue comme cruelle
et hors d'atteinte. C'est là ce qui se joue, comme
nous venons de le montrer, chez le toxicomane
depuis son enfance. Et il n'est pas étonnant de
retrouver dans son cursus des éléments d'excitation et de dépression, ou leurs équivalents,

lors des passages à l'acte. Le *high* et le *down* seront les équivalents toxicomaniaques retrouvés de cette cyclothymie.

Mais il est bien rare, surtout dans l'enfance et l'adolescence, que l'on ait affaire à une « vraie » maniaco-dépressivité. Au contraire, le clinicien est frappé par le côté morcelé, fragmenté des épisodes, comme des tentatives du sujet pour les camoufler, les masquer. Un des éléments de ces moments dépressifs est, par exemple, la grande panique de l'endormissement, l'extrême difficulté à se mettre au lit, dans le noir, chez ces enfants, et, le lendemain, la non moins grande difficulté à se mettre « au jour », à sortir du cocon du lit. Un autre élément est la fréquence du passage à l'acte suicidaire dans les antécédents juvéniles du toxicomane.

Ce caractère fragmenté, nous le savons, se rattache à la brisure du miroir. Par ailleurs, comme la masturbation, ces éléments existent chez tous les enfants. Ils s'évacuent normalement. Ici, non seulement ils ne s'évacuent pas, mais ils sont d'abord vécus d'une façon disproportionnée dans et par le jeu : mais la répression par l'apprentissage de la loi ne pouvant s'exercer, l'angoisse est telle qu'ils seront cultivés et entretenus comme seuls moyens d'être au monde. Toute tentative de retour au normal se soldant par l'élément dépressif, et de plus en plus souvent plus mélancolique que dépressif, les éléments d'excitation seront à la fois emmagasinés dans la mémoire comme seuls moments dignes d'être vécus, et, surtout, ils seront recherchés de façon volontariste pour être à nouveau éprouvés — quel que soit le prix à payer.

Lorsque la drogue se trouve sur le chemin, il y aura fission nucléaire : le toxicomane sera créé.

Nous employons ici le terme de fission nucléaire, car, dans le domaine de la démesure, le choc éprouvé sera alors au moins aussi fort que le choc de la brisure. C'est le choc associé de la reconstitution de l'Unité dans le plaisir. Ou, plus exactement, la scansion de l'annulation de la brisure, cette fois dépassée dans une autre totalité que nous avons autrefois définie comme étant « un enfant qu'il aurait fait à sa mère, qui serait lui-même à la fois jamais né et immortel ». L'apparition de ce modèle, proche de celui du mutant, va entraîner toute l'économie psychique dans une tentative — vaine — de construction d'un système auto-organisateur : ce sera alors la toxicomanie.

Nous avons insisté, pour l'ensemble des phénomènes que nous venons de décrire, sur des notions temporelles : nous avons parlé de cinétique, d'instanténéité, de démesure, de disproportion. La dimension du temps vécu y est en effet essentielle : de même qu'il existe une énorme différence entre le temps vécu de l'adulte et le temps vécu de l'enfant normal (par exemple, un mois n'a pas la même dimension pour l'un et pour l'autre), de même il existera

une énorme différence entre le temps du toxicomane et le temps de l'homme quelconque. Cette
différence du temps vécu s'inscrit dès la brisure.
Nous dirons par exemple que la *dimension* de
l'anxiété est chez lui différente, disproportionnée ; on la retrouve dans le vécu de l'instantanéité, notamment lorsqu'il s'agit de satisfaire
« tout, tout de suite », dans la nécessité absolue
d'une transgression qu'on sait devoir payer
d'une angoisse de culpabilité encore plus
grande.

Cette dimension est liée à la notion temporelle fondamentale d'impossibilité de la reproduction des phénomènes antérieurs, et à celle
d'impossibilité d'une unité synthétique nécessaire à tout homme. Le passé du futur toxicomane revêt une tout autre dimension que pour
tout autre, car il n'y a par permanence possible
de ce passé. Il n'y a pas succession légitime
entre passé et présent, aucun système de références. Nous avons dit dimension et non
anxiété, dimension du passé et non passé. Cette
dimension temporelle, informulable, est unique
et personnelle, et peut s'illustrer par l'exemple
suivant : A., 24 ans, toxicomane multi-suici-
daire, incapable de supporter la moindre frustration, dont la vie est remplie d'innombrables
passages à l'acte, qui suinte d'angoisse de nuit
comme de jour, est néanmoins capable de passer des heures entières à la pêche à la ligne.
Cette pêche renvoie à des moments heureux de
son enfance avec son grand-père : lui qui ne

supportait pas l'attente une minute restait là des longues heures durant. Pour lui, le temps n'avait pas ici la même dimension, il n'était plus source d'angoisse.

Cette dimension irrattrapable du temps vécu lui fait comprendre, plus qu'à tout autre, démasquant alors l'irréductibilité de la mort, qu'on ne peut avoir prise sur le temps, car, comme le dit Wladimir Jankélévitch, « même si le dernier corps céleste venait à disparaître dans la conflagration universelle, le temps continuerait à couler ».

Pour lui, il y a eu conflagration et le temps a continué de couler. Plus que tout autre, plus précisément en tout cas, il apprend qu'il y a commencement et fin, et ce, malgré toutes les tentatives de répétition. La répétition-vérification cherche à annuler, nous l'avons vu. Il croira avoir trouvé, avec le produit, la possibilité inouïe de cette annulation du temps vécu. Et cela sera vrai, l'espace d'un instant. « O temps, suspends ton vol ! » — temps suspendu, unité retrouvée, sensation de chaleur. Il s'agit bien d'un paradis, du paradis perdu. Mais, comme pour la pomme d'Adam et Eve, il faudra en payer le prix, prix de l'inexorabilité de l'effet du produit qui s'épuise et du temps qui coule. Comme Adam et Eve, le sujet sait qu'il devra payer par la mort, car il n'est pas devenu Dieu. Et nous pouvons maintenant dire que la « dimension » de la mort, ou plutôt de la conscience de la mort, occupera chez lui, notamment à l'adolescence, une place si disproportionnée que, très souvent, par une sorte de jeu suicidaire répétitif, passé l'angoisse du premier passage à l'acte suicidaire, de la première transgression de l'autre côté du miroir, il répétera avec un véritable luxe d'escalade les tentatives de suicide — jusqu'à la rencontre du produit. Et, lorsque l'effet du produit s'épuisera, c'est très souvent vers le suicide qu'il recherchera une porte de sortie.

Répétition démesurée du jeu au suicide, de la masturbation à l'injection : cette répétition, plus que la progression, sera le mécanisme auto-régulateur trouvé par le sujet pour retrouver une finalité qui lui échappe, car sa finalité a été dès l'abord compromise — sauf pour ce qui est de la mort.

Ajoutons qu'il (le futur toxicomane) a plus que tout autre le sentiment d'une injustice temporelle contre lui commise : il a subi la brisure, il ne l'a pas souhaitée ; ce manque initial, il ne l'a pas recherché ; cette onde de choc maternelle lui est incompréhensible et insupportable. Il est et sera un coupable-innocent. Et cette culpabilité-innocence marquera son « immoralité », laquelle scandalisera tellement les autres, placés devant le côté apparemment volontariste de son comportement. Car la disproportion s'inscrit aussi dans cette dimension morale, dans cette façon de s'interroger en permanence, de se regarder en train d'exister, marqué dès le début d'une infamie ni désirée ni acceptée.

L'Evénement, insignifiant pour tout autre, prendra pour lui une résonance à peine croyable, un rien sera tout — la démesure s'applique au microscopique. Mais *a fortiori* au macroscopique! Chaque seconde, chaque minute aura une valeur étrange, étrangère, et chaque minuscule blessure infligée au narcissisme créera des ravages insoupçonnés. Le sujet vivra son temps comme une répétition de blessures, comme une succession de traumatismes, comme l'impossibilité de les faire sentir ou comprendre à autrui, et d'abord à sa propre famille.

Ce qui est en cause ici, c'est la construction de l' « espace » temps. De même qu'il ne peut construire son « espace » libidinal ou son « espace »-moi, le sujet ne peut, malgré toutes ses tentatives de répétition, organiser le temps en séquences orientées vers un futur. Le temps n'est pas un vécu en action à destination du futur. Il ne peut qu'être annulé dans l'extase du plaisir ou dans l'acmé de la scansion, ou bien il ne peut être vécu que dans l'angoisse existentielle. Le temps n'est ni constructeur ni organisateur — même et surtout s'il est étalonné par le vieillissement biologique — , il ne permet que la vérification de l'incomplétude. Et cette vérification est d'autant plus angoissante que la comparaison avec les autres devient plus prégnante. Notamment avec les autres de la même fratrie — ou de la couche d'âge avec laquelle on est en compétition. D'où la tentation de l'immobilité retrouvée, de la suspension du temps — de la nostalgie du temps archaïque, fœtal, chaleureux. Ce ne sera que dans la planète de l'héroïne, dans ce cocon sirupeux que le sujet pourra retrouver l'équivalent le plus proche d'un tel état, ou bien, pour ceux qui ne peuvent même pas supporter le résidu d'état vigile qu'une telle planète suppose, l'instant subtil où la prise massive de barbituriques fait sombrer dans le coma.

« O temps, suspends ton vol ! » Le désir est effectivement cette suspension du temps, ou plutôt de la fonction du temps, qui est de créer la discontinuité. En effet, pour le sujet, les ruptures du temps ne sont que répétition de la perte du soi. La suspension du temps, elle, permet l'impossible *statu quo.* Il faut que le temps ne compte plus. Nous avons déjà dit que l'hallucination du réel dans l'imaginaire ludique remplit ce rôle. Dans l'exemple du pêcheur à la ligne s'y ajoute la part disproportionnée, collectionnée à merci, du souvenir. Cette force est telle qu'elle peut littéralement annuler le passage à l'acte compulsif qui est constamment le sien.

Ici encore apparaît le rôle essentiel de la mémoire. Les êtres humains comptabilisent rarement leurs souvenirs d'enfance avec autant d'intensité que le toxicomane. C'est que, dans la lignée des traumatismes et du manque, chaque période heureuse, fût-elle pour tout autre insignifiante, est vécue comme un événement. Evénement qui sera également mobilisé et recherché, le plus souvent dans la crainte qu'il ne produise pas l'effet voulu, pour tenter de combler le manque. Evénement répétitif, prélude à la répétition de l'injection.

On peut aussi comprendre que c'est à cause de son insignifiance que le souvenir heureux ne pourra pas être parlé, donc communiqué à autrui pour qui sa dimension risquerait d'apparaître quelque peu dérisoire, isolant davantage encore notre sujet.

Le souvenir n'a pas ici la fonction d'une nostalgie ; il n'est pas un romantisme, il est un instrument actif comme le sont le jeu et la masturbation. Il remplit une fonction de recharge, nécessaire à des pauses dans l'existence compulsive, pauses sans lesquelles le sujet s'épuiserait. Le souvenir du temps vécu heureux est organisateur de l'économie psychique du futur toxicomane au même titre que les autres répétitions.

C'est le suspens entre toutes ces activités qui est désorganisateur, source d'angoisse invivable. Pour l'éviter, il faudra, comme le dit Edgar Morin, « une pensée qui n'est pas totalement investie dans l'Acte présent... c'est-à-dire une présence du temps au sein de la conscience ». C'est cette présence aiguë du temps au sein de la conscience, du temps passé, du temps de l'instantanéité, du temps impossible à répéter, donc cette présence aiguë de la Mort, avant même que ne s'organise une construction de son futur, qui s'avérera en fin de compte la dominante de la partie consciente de l'enfance du toxicomane.

Pour survivre à cette conscience de la Mort, il ne peut que fabriquer de l'imaginaire. Notons d'ailleurs qu'à un degré bien moindre, il en est de même pour tout homme — d'où l'invention de Dieu. On comprend que la place prise par le souvenir du temps vécu heureux soit alors mobilisée en contre-offensive contre cette présence de l'autre temps vécu, et qu'elle occupe à son tour une place excessive, elle-même créatrice de disproportions dans les moments *high* et *down* du futur toxicomane, avant la prise du produit, quand le souvenir de son effet occupera une place disproportionnée dans la mémoire du sujet.

Le paradoxe du futur toxicomane résidera alors dans sa tentative continuelle de résister à la mort tout en la provoquant et en la suscitant. Le western fait partie intégrante de sa vie, associant de manière contradictoire la naïveté de l'enfant qui joue et l'angoisse de celui qui sait qu'il va mourir.

Avons-nous assez souligné la démarche constamment contradictoire de cet enfant ? Il est fusionné et il ne l'est pas ; il est Un et il ne l'est pas ; il joue et il ne peut pas jouer ; il rencontre le paradis et plus dure sera la chute ; il annule le temps et le temps vécu lui est infiniment cruel. Si toute vérité n'est que de l'homme, on voit mal où serait la sienne, à lui qui ne peut que douter de tout et de tous, et d'abord de lui en tant qu'Unité.

On voit que vis-à-vis d'un tel sujet, l'approche thérapeutique orthodoxe serait initialement vaine. On voit qu'il convient d'abord et avant tout de lui restituer un temps — de le restaurer dans les dimensions propres à ses semblables, leur temps vécu. Mais aussi de tenir compte des *high* et des *down,* de la fonction de discontinuité du temps ; du rôle organisateur de la fonction ludique, de l'imaginaire en action ; bref, de tout ce qui, chez lui bien plus qu'ailleurs, dépend de l'aléatoire, des perturbations cinétiques, d'une complexité non réductible à une progression linéaire empruntée aux autres hommes. Comme le dit Henri Atlan, il faut avoir une « vision fluide et mouvante en tête », car la réalité de notre sujet est fluide et mouvante, avec mise en présence permanente du moment de sa mort. Alors, avec la restitution d'un temps de l'homme quelconque pourra commencer l'apprentissage d'une vie, laquelle débutera, comme pour tout un chacun, par la possibilité de subir les frustrations et d'exprimer les culpabilités autrement que par des passages à l'acte.

Mais l'on mesure la complexité d'une telle démarche, tant celui qui se présente à nous est constamment sur le fil, entre le « déjà presque » et le « presque plus ». Dans cette instantanéité de coup de poker où il nous quémande « tout, tout de suite ».

avril-juillet 1980.

III

L'Idiot de la famille

La famille admet et supporte ce que la société n'admet pas, mais elle ne peut le faire que dans un système adéquat. Pour que cette adéquation fonctionne, lorsqu'il y a nécessité de supporter quelque chose d'insupportable, il faut qu'il y ait excrétion, rejet, fabrication d'ordures. Comme les choses ne sont pas simples, en tout cas pas linéaires, que le système est tout sauf cohérent et rationnel, et qu'il s'agit d'êtres humains et non de tuyauteries, qu'il y a donc production d'affectif, l'excrétion n'est pas inerte et ne produit pas de l'inerte. Elle réintroduit dans la famille une autre adéquation, vécue comme douloureuse, dramatique et/ou pathologique, qui est le rôle — plus ou moins assumé — de ce que, dans les civilisations anciennes, on appelait le bouc émissaire, et de ce qu'aujourd'hui, dans des systèmes infiniment plus policés, plus normatifs, nous appellerons, à la suite de Jean-Paul Sartre, l'Idiot de la Famille.

Nous essaierons de dire dans ce texte le pourquoi et le comment de cette fabrication, mais également les bénéfices, qui échappent à la cohérence et au rationnel, qu'en tirent tous les membres de la famille, notamment par rapport à la finitude et à l'angoisse de mort : bénéfices que l'on peut mieux comprendre si l'on admet tout ce qui a été dit dans les pages précédentes, notamment sur les notions de cinétiques psychiques, de confrontations dans les instantanéités successives entre les lents apports du développement onto-phylogénique et l'intensité de l'*événement* intra-psychique en train de se produire là et maintenant et dont l'expérience de la drogue nous permet, par son côté révélateur, quasi microscopique, de vérifier l'existence dynamique, au moins aussi importante, répétons-le, que tout l'échafaudage structurel ou topique.

C'est parce que les bénéfices dont nous parlons sont autant, sinon plus, dans l'*éclat* du moment, dans la fugacité de l'explosion émotionnelle, dans le sado-masochisme en coup de poignard de l'instant verbal et infra-verbal, que dans le long cours où ils se paient par la banalité de la quotidienne souffrance, que le système reste, aux yeux de ceux qui en font partie, adéquat et finalement accepté. Mais, pour les obtenir, il faut encore que s'échafaude, de l'enfance à la maturité, la mise en scène qui permettra aux personnages de donner toute leur mesure dans ce théâtre où la représentation est permanente.

Le but de tout cet échafaudage — il faut qu'il

n'existe aucun leurre à ce sujet — est de faire en sorte que le néant, la mort, soient assimilés à ce qui existe. D'où l'existence, dans les religions, du péché (l'Arbre de la Connaissance du Bien et du Mal qu'Adam a séparé de l'Arbre de Vie). Le péché permet, par son existence et sa possibilité de rachat, d'inventer un futur, donc de se libérer de l'angoisse de mort. Lorsque la fonction du péché a cessé d'être adéquate (pour de multiples raisons), il a fallu inventer autre chose, ce que Foucault explique lumineusement dans la naissance de la folie. Mais il est bien évident que la folie ne peut être qu'un ordre extrême, et de même qu'il y a quantités de positions intermédiaires entre l'usager récréatif de drogues et le toxicomane, il y a de multiples positions intermédiaires dans l'adéquation nécessaire à la famille moderne pour évacuer l'angoisse de mort. D'autant plus qu'il ne s'agit pas là de relations statiques, immuables, et que les vibrations affectives entraînent une confusion d'autant plus indispensable que, si le rôle de bouc émissaire pécheur était clair aux yeux des uns et des autres, cela serait proprement insoutenable et ne s'évacuerait que par la mort (assassinat ou suicide).

Notons dès à présent que nous rejoignons ici Georges Bataille, dans *L'Expérience intérieure,* quand il dit que « la souffrance s'avouant du désintoxiqué est l'objet de ce livre ». Car c'est quand cesse cette confusion qui entretient l'Adéquation que se pose — et avec quelle acuité ! — à tous les membres de la famille la terrible question de n'être pas tout, maintenant et pour l'éternité, et donc d'être mortel.

S'il n'y avait pas, à des degrés divers, l'Idiot de la famille, qui est en lui-même le narcotique de toute la famille, tout comme lui-même prend des narcotiques pour pouvoir jouer son rôle, à sa place, alors, pour tous — sauf peut-être pour lui qui aurait à y gagner quelque chose —, « le vide serait irrespirable ».

Nul ne peut admettre, comme lecteur, ce qui vient d'être dit ici s'il ne regarde en son sein le télescopage souvent occulté, parfois révélé (à l'occasion d'un coup de foudre), de l'angoisse et du désir ; de l'incroyable désir carnivoresque de manger l'autre, et d'abord ses enfants, pour rester jeune, jouir et ne pas mourir.

Il y a bien sûr d'infinies variantes du thème central que nous venons d'exposer : pour des raisons abordées dans le chapitre sur « l'Enfance du toxicomane », tout Idiot de la famille ne prend pas des toxiques, et, par ailleurs, la part d' « idiotie » peut se distribuer entre les enfants d'une fratrie, voire se déplacer de l'un à l'autre au cours des mouvements intra-familiaux, et encore dans les rapports de la famille avec l'extérieur. Rien n'est moins statique, du macroscopique au microscopique, que les relations interhumaines et interpsychiques. D'autant plus dans leurs rapports avec les lois symboliques, imaginaires et réelles, qui sont variables sur du variable.

Mais, cela dit, nous restons mortels : les membres d'une même famille, selon la pente de leur existence, vont se détacher comme autant de feuilles mortes. Qu'on le veuille ou non, le religieux (ou la légende) a perdu de son sens totalitaire. Ne serait-ce que par la confrontation avec les sciences, comme le dit Michel Serres, « l'enfer est ici même », ou du moins il pourrait l'être s'il n'y avait ces deux seuls obstacles spécifiques de l'espèce humaine : l'amour et le désir, transcendés qu'ils sont de leur expression primitive carnivoresque.

C'est dans cette transcendance qu'apparaît l'impérieuse nécessité de la jeunesse de l'Idiot de la famille : si la faim carnivoresque, anthropophagique, ne peut être satisfaite dans le réel, il lui faut un succédané, et ce succédané réside dans ce qui est à la fois menaçant et infiniment désirable : la beauté et la jeunesse. La faim doit asservir ce qui l'asservit (Georges Bataille). Là est tout le mécanisme et la loi fondamentale qui régissent la famille. Toute indépendance, tout ce qui empêche l'appropriation, entraîne la mort totale ou partielle. Aussi ténu soit-il, le fil de l'appropriation est source de vie et l'on comprend dès lors les mille et un trésors de l'économie psychique, ses mille ruses et scandales pour tisser ce fil et le maintenir, quoi qu'il en coûte, par ailleurs, d'autres souffrances. Toutes les autres lois deviennent plus ou moins forcloses par rapport à l'autorité de celle-là, et le deviennent d'autant plus dans notre monde moderne que les autres « autorités » (morales, psychanalytiques, scientifiques, d'identification) sont, au moins partiellement, défaillantes (pour en approcher peut-être une des raisons, on pensera avec profit au défilé cinétique des images de l'audiovisuel qui donnent « à voir » successivement tant d'autorités qui défaillent, avec un incontestable primat sur le lu et le dit). Car, faut-il le répéter, cette loi qui n'a d'autre fin qu'elle-même, au maximum du permis carnivoresque, est vécue comme source de vie. A le dire ou à l'écrire, on n'en saisit qu'imparfaitement la pertinence, tant il est vrai que ne peuvent l'approcher que ceux qui vivent de l'intérieur l'expérience, et le clinicien qui permet de la revivre dans le champ transférentiel spécifique de la première phase fusionnelle évoquée par ailleurs.

Mais la peur de la mort, c'est tout autant la peur de la vie en tant qu'interprétation du chemin inéluctable qui conduit à la mort. La peur est la maîtresse première qui ordonnance la mise en scène du système familial : angoisses sans objet apparent, peur des coups et du hasard, peur du destin. Toutes ces peurs-là rendent jaloux, anxieux et possessif. Nous sommes loin ici de ces traumatismes massifs que l'on s'acharne à vouloir débusquer dans l'enfance du sujet, nous nous retrouvons plutôt — comme dans le reste de ce livre — dans une réalité où les problèmes d'atmosphère, de tensions, de scansions, d'instants féconds, sont au moins aussi légitimes que les notions de structures, dépassant et transcendant les oppositions fixistes entre l'inné et l'acquis. De cette peur, de ces atmosphères naissent la culpabilité (si bien et si totalement utilisée par toutes les religions). Cette culpabilité que, sans la comprendre, commencera à prendre en charge l'Idiot de la famille, puisqu'il a ou aura le sentiment légitime que c'est lui qui est cause de ces peurs et de l'atmosphère qui en découle : à regarder vivre Pierre B..., 30 ans, étiqueté dès l'enfance infirme, puis toxicomane, puis alcoolique, qui dans sa dépression chronique dit qu'il n'est « bon à rien », et se débrouille pour l'être vraiment, on a une expérimentation clinique d'une telle mise en place, alors qu' « objectivement » Pierre est beau, sensible et talentueux, mais qu'il sait bien, lui, que dès qu'il essaie d'aller bien, c'est l'un de ses frères ou sœurs qui prend le relais.

La culpabilité devient l'interprétation extrêmement archaïque du lien familial obligatoire, et donc une valeur en soi. Aussi importante que les ions sodium le sont dans les phénomènes de potentiel électrique de membrane, la culpabilité s'éloigne du symptôme pour s'approcher de l'instinct. Elle est indécodable par l'interprétation, mais pourra se transformer par un renforcement affectif (alternatif au système familial) de certaines catégories de défense du Moi. Mais la culpabilité entraîne en même temps la peur de la punition et le désir de punition : Pierre l'illustre bien, qui, à intervalles de plusieurs mois, se rend chez sa mère pour y faire des comas qui l'envoient à l'hôpital et le font rejeter à nouveau.

Dans le système familial en question, la punition se traduit le plus souvent par ce qui est ressenti comme une perte d'amour. D'où l'importance de la mise en place de systèmes en escalade de vérifications, comme celui que nous avons décrit pour Pierre. En escalade, car ce manque-là (qui se marque à l'extrême dans la brisure du miroir dont nous avons parlé) ne se rapporte à rien d'objectif, à rien de codable, et ne peut donc être comblé, la vérification étant impossible aux deux parties en cause pour motif de non-objectivité, de non-rationnel. Ce qui reste possible est soit le déplacement (du désir, en tout cas), soit la répétition — répétition du besoin et besoin de répétition —, soit encore la fusion, ce qui, en l'absence de la folie, mène quelque part vers la toxicomanie.

Pour que les parties en cause puissent adhérer à ce système, et donc y vivre et en vivre, la dramatisation d'une telle économie relationnelle devient indispensable. Le drame est la liturgie de cette messe concélébrée en famille. A y regarder de près, le drame est souvent forcé — audible aux seuls acteurs qui en sentent (plus qu'ils n'en connaissent) les clefs. Sans ce côté forcé que chacun éprouve en son for intérieur, il serait aussi insoutenable que l'angoisse de mort — donc inutile. Mais si, par malheur, l'une des parties rompt (parce qu'elle n'y trouve plus son compte) le contrat, il peut y avoir mort d'homme, qui est souvent celle de l'Idiot de la famille — qui, dans toute cette affaire, est le plus sincère, le moins « égoïste », car le plus souffrant de tous. Or cette fin, ce côté forcé, cette vérification en escalade sont les seuls éléments (comme l'est ailleurs le sado-masochisme) permettant que la sensibilité ne soit pas seulement la musique d'accompagnement, mais la *mélodie* qui empêche l'invasion de l'inerte et donc la peur de la mort.

Nous avons parlé de mise en scène, de mélodie, pour bien indiquer le côté non structurel ni génétique de tout ce qui se passe. Ce qui veut dire encore que si, par commodité, on recourt à la notion de système (par exemple : système familial), ce système est souple, variable, mobile, chaotique, diffluent, et ne constitue en aucun cas un modèle répétitif. C'est d'ailleurs en cela que le rite ou la référence aux mythes sont à la fois utiles et non construits — référents mais non mimétiques. La liturgie est propre à chaque cas, et, pour chaque cas, à la fois la même et variable à l'infini.

Le changement est aussi important que la répétition, afin que la culpabilité ne puisse pas se rassurer du déjà-vu, du déjà-connu, et donc que l'Idiot de la famille puisse de nouveau se heurter à de nouveaux rejets, se livrer à de nouvelles provocations apparemment incompréhensibles en de tels lieux et à de tels instants.

Bien que chacun flaire à l'avance ce qui va se passer, chaque drame est en soi et toujours une révélation, car si l'enfant apprend à voir faire l'adulte, en le croyant sur le moment même, c'est pour qu'enfin le doute vienne après la croyance. Le doute à son tour fait partie du jeu : l'enfant croit savoir qu'il n'est pas aimé — du moins tel qu'il est. Ce dont il a besoin, c'est autant de le vérifier que de le démentir. En aucun cas les essais antérieurs ne peuvent être concluants. Ils ne peuvent modifier que l'intensité de la situation affective vécue, ils ne peuvent pas modifier l'obligation de culpabilité réciproque.

A cause même du doute et de l'obligation de culpabilité, il y a une part de volontarisme dans la mise en œuvre et en scène du système : le même que l'on retrouvera plus tard dans la mise en actes de la toxicomanie. Notons d'ailleurs que c'est ce volontarisme apparent qui occulte le plus souvent tout le reste aux yeux d'autrui, et rend la scène scandaleuse et immorale. Car, sauf à comprendre le subtil mécanisme dont nous essayons ici de rendre compte, personne d'extérieur à la scène n'imagine la force et l'énergie vitale de l'obligation de culpabilité, et la torture du doute. Au contraire, le volontarisme est l'aveu même de l'impuissance à enrayer le mécanisme, au même titre que le sont, en d'autres domaines, la boulimie ou l'anorexie, ou, mieux encore, l'exhibitionnisme ; le volontarisme est une tentative de la raison pour cerner, rationaliser, comprendre et faire comprendre justement ce qui est insaisissable, définitivement non cartésien. Il s'évertue à jouer contre l'atmosphère, le vague (ailleurs, on parle de « vague à l'âme »), l'indéfinissable, dans ce combat répété et renouvelé où s'édifie peu à peu la personnalité de celui que nous avons appelé l'Idiot de la famille.

Contradiction curieuse et pourtant opératoire : d'un côté, une succession objective de traumatismes réels et quasi monstrueux ; de l'autre, ces mêmes conflits ne se négocient qu'en termes d'atmosphère, d'impalpable, d'impondérable, ce qui conduit l'enfant à halluciner le réel, notamment dans son côté traumatique, d'une manière démesurée (cf. le *stade de la démesure* dans « l'Enfance du toxicomane »). Il y a transfert progressif de ce qu'il vit dans le système familial vers ce qu'il vit dans la réalité extra-familiale : aussi neutre soit-elle, l'atmosphère de cette réalité va être empoisonnée par cette hallucination-là ; et, à l'inverse, tout ce qu'il y a de fatalement traumatisant dans la réalité extra-familiale va être réinjecté dans celle-ci. Comme une balle de ping-pong, l'expérience frustrante d'une des situations va renvoyer à l'expérience frustrante de l'autre, et conforter le sujet dans le sentiment diffus d'une malédiction, d'un inéluctable, dans l'échec et la souffrance.

Mais cette contradiction a aussi des aspects extrêmement bénéfiques, car elle ne permet jamais à la situation psychologique de se figer, de se réifier dans une organisation psychotique. A la limite, l'obligation de culpabilité et la contrainte du doute sont une défense efficace contre la dépersonnalisation. L'enfant a besoin de se souvenir et de vérifier, dans le drame et le volontarisme, dans la souffrance consciente et la conscience de sa souffrance, ce qui lui permet de faire vivre sa famille sans être lui-même entièrement dévoré. Et cela, il l'apprend à la fois comme un langage et comme une émotion, l'un étant indissolublement lié à l'autre — laissant ainsi quand même sa place, au hasard de l'événement, à cet aléatoire qui permet la répétition et la nouveauté.

Il faut ici insister quelque peu sur le hasard. Dès que le schème est établi, il se déroule à peu près comme nous l'avons décrit, mais il n'est pas pour autant irrémédiablement inscrit : telle mère de tel type n'aura pas forcément tel système relationnel avec son enfant ; à types égaux, il faut nombre d'ingrédients et d'occasions pour que s'enferrent comme des atomes crochus les transferts relationnels que nous avons évoqués. A l'inverse, rien n'est infini, et, même en dehors de toute thérapeutique, d'autres transferts peuvent s'établir ailleurs et autrement, instaurer d'autres formes d'équilibre plus bénéfiques, du moins pour celui qui cessera alors d'être l'Idiot de la famille.

A cette notion d' « instantanéité » ou de « moment fécond », il convient certes d'ajouter la notion de « mécanisme d'économie d'énergie » tel qu'il peut être décrit par exemple dans le comportement onirique, dans l'alternance Rêve-Sommeil-Eveil : le schème ne se déroule qu'en tant qu'il permet, malgré tout, une économie de l'énergie qui se trouverait davantage dépensée en d'autres situations de crise. Il y a là une notion de bénéfice autre que celui de la fuite devant l'angoisse de mort, et qu'il faut également envisager pour bien apprécier ce qui se construit là. Bénéfice du même ordre que le rêve procure à l'économie psychique au cours du sommeil dit paradoxal : il permet d'évacuer et de faire évoluer, en dehors de la réalité de l'éveil, mais également loin de l'inconscience du sommeil profond, toute la problématique familiale. En plagiant la neurophysiologie, on pourrait parler ici de situation familiale paradoxale, puisque cet ensemble de situations, impossibles à refréner comme le rêve, tend à faire du mal à des personnes que l'on est supposé chérir. A la fois résidu archaïque d'une animalité qui fait que certaines races dévorent encore leurs petits (en tout cas le placenta nourricier), et extrêmement « moderne » en ce qu'il sublime toute cette criminalité instinctive dans une intersubjectivité affective de souffrance, de douleur et de plaisir. C'est ce côté paradoxal, non logique, qu'il importe de saisir et de faire émerger comme évident, comme emportant l'intime conviction, lorsqu'il s'agira d'aborder la thérapeutique de telles situations où l'autopunition côtoie le pouvoir psychogène (de la mère, par exemple).

L'on comprendra que, si on est loin de la logique, on est également loin d'une thérapeutique par « interprétation » plus proche en fait d'une thérapeutique d'intensité que l'on ne sait pas très bien — alors qu'elle est indispensable — distinguer du charlatanisme. Paradoxalement, en effet, la valeur de l'approche thérapeutique ne peut hélas résider que dans l'expérience seule, indépendante de la théorie — à condition qu'elle soit également indépendante du plaisir ou de la souffrance du thérapeute —, seulement dépendante d'une éthique qui est celle de la délivrance de l'homme souffrant.

Mais, avant même de concevoir un tel mode d'apprentissage relationnel, il faudrait voir d'un peu plus près comment le système perçoit et corrige la réalité dès lors qu'il devient indispensable de s'y confronter : l'extérieur ne pouvant être constamment dupe ou complice du jeu et du paradoxe, sauf à vouloir — par certains personnages dotés d'une problématique similaire — y être intégré ou interchangé.

Un véritable rythme de séductions, de provocations, de vérifications va se mettre en œuvre pour aboutir inéluctablement à des situations bloquées, et entraîner le repli sur le système familial. Tout devient exceptionnel, mais ce n'est qu'exceptionnellement que la situation ne devient pas vite menaçante. La réalité extérieure n'est pas niée, elle est vécue avec démesure (comme nous l'avons déjà signalé dans « l'Enfance du toxicomane »). Il y a séduction et érotisation initiales qui aboutissent à des prises de conscience exagérément douloureuses et d'un mortifère dégradé. Chaque expérience renvoie un peu plus le sujet à une solitude réduite au silence, sauf recours à la vérification, celle-ci étant suivie de sa sanction : la frustration coupable. Il est difficile de suivre pas à pas ce cheminement de dérive sociale et psychologique, avec dégradations successives de relations et d'atmosphère, instabilité des affects et des situations là où, auparavant, chacun avait pensé trouver la solution-miracle, la solution de sécurité (celle-ci résidant en fin de compte davantage dans la situation paradoxale que nous avons décrite plus haut). Mais, répétons-le, s'il y a démesure, il n'y a pas totale discordance : la réalité est appréhendée, mais la décision d'y participer n'est pas vraiment incluse dans le jeu social qui concerne notre sujet. Celui-ci pratique avec le réel et ses représentants le même type de système relationnel agréé en famille, avec la même finalité contradictoire : opérationnelle et non opérationnelle — séducteur et rejeté. Et ce, d'autant plus qu'avec une certaine naïveté, en tout cas une extraordinaire bonne foi, le sujet a le sentiment que tout interlocuteur est familier avec le genre de problèmes et de difficultés qu'il éprouve lui-même, et qu'il lui apparaît évident qu'il sera à même, sinon de les résoudre, du moins de lui marquer une certaine « compréhension ». Il est évident que c'est cette idéalisation de l'interlocuteur qui n'est pas opérationnelle et qui induit le mécanisme du rejet (plus halluciné que réel) qui, lui, est bel et bien opérationnel.

Quoi qu'il en soit, l'interaction Idiot de la famille + Famille ⇆ Milieu réel engendre, au cours de ses multiples expériences, un apprentissage aussi distordu que l'interaction Idiot de la famille ⇆ Famille. Elle crée des lois qui n'ont de valeur que pour ce type de fonctionnement, en équilibre toujours précaire, entre l'adaptatif et l'inadapté, avec, rappelons-le, des modifications cinétiques ou lentes ou accélérées, en fonction de l'instantanéité des événements psychiques. Pour l'observateur extérieur, comme pour le thérapeute, il y a là incontestablement originalité de fonctionnement économique, comportant des ressemblances (mais qui ne sont et ne peuvent être que parcellaires) avec des modèles psycho-pathologiques mieux connus (psychotiques, par exemple, ou des états-limites tels qu'en décrit Jean Bergeret), mais aussi des dissemblances en dents de scie qui sont, elles, la clef du problème opératoire.

Mais ces corrections qui affectent la vision du réel ne sont pas toutes de même niveau. Certaines confortent le sujet dans la certitude qu'il ne s'est pas trompé ; d'autres, pour diverses raisons, sont révisées, et c'est ce dévoilement de l'erreur qui peut plonger le sujet dans un désarroi total, au point d'aboutir parfois au suicide.

Car il y a alors révélation de l'incapacité, autre qu'intuitive et affective, à *fonder* sa façon de faire et de vivre. D'où, d'ailleurs, la part essentielle de jeu, dans la dramatisation des situations, que ménage notre sujet. Le malheur étant, nous l'avons dit, qu'il est persuadé que tout interlocuteur valable décèle cette part de jeu et n'en est donc pas plus dupe que lui, alors que l'expression du Doute par l'interlocuteur peut devenir ici meurtrière.

Car le sous-jacent de tout cela reste bien le désir en sens interdit, et le sujet ne se trompe qu'imparfaitement dans le choix de ses interlocuteurs privilégiés : il sait, quelque part, que la proie peut à son tour devenir chasseur, que la provocation n'est jamais tout à fait sans réponse. Mais si réponse il y a, elle est dans l'interdit. L'Echange est en défaut, mais jamais complètement : à travers les mille et une censures passe le flux du désir, dont le propre est qu'il ne peut être assouvi (et si, dans le réel, il l'est, il ne peut entraîner qu'un déplacement vers un autre désir, ailleurs, toujours ailleurs). Situation merveilleuse et effroyable en même temps, qui se retrouvera avec la drogue dans le *high* et le *down*, situation nietzschéenne où il faut à la fois rêver et cesser de rêver pour se rendre compte de l'impétueuse nécessité de continuer de rêver sous peine de souffrir à en mourir. Situation qui ne peut déboucher que sur la plus totale déréliction ou sur le choix de la drogue, du produit qui fusionne tout dans un momentané totalitaire.

Quoi qu'il en soit, l'aménagement dans l'économie psychique du désir du sujet ne peut jamais se reporter vers l'extérieur de manière satisfaisante. Il est imaginairement trop opératoire au début (procédant souvent par « coups de foudre ») pour fonctionner ensuite autrement que de façon de moins en moins satisfaisante. Ce qui le caractérise, c'est la démesure dont nous avons déjà parlé ; mais cet échec est loin d'entraîner la « dépression » : il est vécu presque avec soulagement, comme l'autorisation de retourner dans le huis-clos familial pour y reconstituer, à l'abri des méchants, tous les liens anciens, même s'ils ne sont pas gratifiants au sens classique du terme. Eux permettent du moins de s'y retrouver quelque part dans l'obligation de frustration par rapport au désir. Le sujet étant ce que J. Bergeret appelle un « souffre-douleur avantagé » qui ne voit pas d'explication logique, seulement de l'expérience sensible (Bataille).

Mais, ce faisant, il entre à nouveau dans un cul-de-sac, là où sévit l'impossible, là où il est en ne se pouvant que non-être. Il s'agit là d'une situation de non-liberté, un peu semblable à celle du colonisé par rapport au colonial (n'a-t-on pas parlé de paternalisme colonial ?), où le désir, là encore, ne peut se réaliser. Et à chaque retour, il y a dégradation supplémentaire, car, malgré tout, toute confrontation avec le réel rapporte au sujet sa part de vérité qui rend de moins en moins possible la situation de rêve éveillé dont nous venons de parler. A la vérification du rejet succède en effet peu à peu la suspicion, d'abord légitime, puis de plus en plus paranoïaque, englobant en cercles concentriques le système familial, le réel extérieur au système, puis même ce qui est de l'ordre de l'intimité affective, car il n'y a pas de réponse adéquate au questionnement de ce désir-là. Lorsque la suspicion s'installe à ce niveau, l'échappatoire ne peut être que la mégalomanie, la folie sous toutes ses formes, ou la mort.

Il se fait heureusement que le schéma ainsi décrit s'avère maximaliste et que des formes dégradées ou intermédiaires sont en fait majoritaires, soit qu'il existe des soupapes d'échappement à la rigidité du système (collatéraux sains ou substituts solides — par exemple un oncle — aux images d'identification), soit que, nous l'avons signalé, l'idiotie se trouve plus ou moins partagée entre les membres de la fratrie qui échangent entre eux le fardeau du désir inassouvi, de la vérification et du rejet. La « musique » de cet ensemble compose alors en gros l'idiotie de ce système familial, chacun de ses membres en ayant une part d'activité (y compris onirique) partagée comme entre les membres d'un même orchestre. On comprend aisément que, pour un thérapeute, la partition se trouve ici plus difficile à déchiffrer, car il a devant lui comme le spectacle d'un orchestre sur un récepteur de télévision muet. (Nous sommes loin de ce que l'on appelle la thérapie familiale qui, elle, traite de « boulons dévissés » dans une tuyauterie familiale systématique, alors qu'ici nous parlons d'atmosphère, de musique, de moments psychiques féconds, d'instantanéité, etc.) Encore ne faut-il pas oublier que, dans cette activité globale, comme pour chaque membre pris individuellement, bien des ennemis sont des ennemis imaginaires, bien des postures adoptées sont des postures défensives, et que toute activité ne se déroule pas dans un ordre fixe, avec un déterminisme logique absolu (on sera notamment très critique envers la notion de « traumatisme psychique », si largement répandue dans la littérature psychanalytique).

Ici, il n'y a pas de séparation possible entre l'histoire du sujet, l'histoire de la famille, mais il n'y en a pas non plus entre le hasard psychique et l'événement créateur d'idiotie. Tout peut être en place, mais rien n'est fatal. A analyser de trop près ou trop rigidement une histoire familiale, on risque de se trouver avec un patient dans un porte-à-faux encore plus vertigineux que la souffrance antérieure. Le risque est de prendre la souffrance de l'un comme étant la souffrance de l'autre. Alors que c'est souvent de pouvoir qu'il s'agit, et notamment du pouvoir de la mère, de la compensation qu'elle exige à la non-satisfaction de son désir carnivoresque, et de la protection qu'elle apporte à l'égard de celui du père (ou vice versa !), et qu'on risque de ne traiter par exemple qu'une agressivité seconde alors que l'agressivité primitive se pare des oripeaux de la norme.

De cette impasse, le clinicien thérapeute ne peut sortir qu'en privilégiant la relation duelle exclusive qu'il entretient avec le patient. Son problème à lui n'est pas d'être juste ou injuste vis-à-vis de la réalité de la souffrance des autres membres du clan, mais d'être opératoire avec son patient, pour lui éviter les pertes réelles qu'il risque de subir s'il continue à assumer les « péchés d'Israël » familiaux. Si douloureux que ce soit, et puisque nous raisonnons ici en termes d'économie psychique, il y aura des perdants et des gagnants dans les nécessaires ruptures familiales, et chacun se doit de choisir son camp, thérapeute y compris : en sachant que s'il ne le fait pas, les pertes subies par son patient risquent de s'avérer irrémédiables et infiniment plus tragiques que, par exemple, les pertes parentales.

Car les parents ont pu négocier dans le temps et dans l'espace d'autres compromis qui leur serviront toujours de supports orthopédiques. Le thérapeute, lui, n'a rien d'autre à faire qu'à tirer son patient jusqu'à l'extrême du possible, à le libérer, par une succession d'exercices psy-chothérapiques et institutionnels, de ces contraintes plus affectives que structurelles, plus mobiles qu'immobiles. En tout cas, bien plus que la clinique habituelle ne veut le dire —

dans la mesure où elle a le *sentiment* de ne pas comprendre une telle proposition —, là où elle ne recherche que significations alors que le signe suffit et qu'il n'y a le plus souvent, à cet instant-là, aucune signification, quelle qu'elle soit.

Rappelons que nous avons insisté sur la « dramatisation » des situations et sur la part de jeu dans la mise en œuvre de l'économie psychique, rejoignant en cela Jean Piaget qui parle, lui, du « jeu intérieur du cerveau ». La tâche essentielle du clinicien thérapeute est d'abord de repérer, dans le double sens de l'interaction familiale, ce qui est le plus faible, pour affirmer, à partir de là, une certaine certitude de soi du sujet (il ne s'agit pas seulement d'un renforcement des défenses, mais d'un travail sur le conscient, par modification du jeu des forces en cause : même si celles-ci sont inconscientes, le sujet apprend à les reconnaître comme un radar décèle une fusée qui va droit au but).

Il faut maintenant considérer à nouveau ces forces et leur jeu. Et d'abord insister sur la notion d'inégalité. Nous avons dit que la part d'idiotie n'est pas la même à l'intérieur de la fratrie, comme n'est pas la même la part du désir carnivoresque de la mère (ou du père) suivant que l'enfant a été procréé comme objet désiré ou non désiré, suivant la place dans la fratrie, le même sexe ou bien l'autre, la présence de la mort à l'intérieur du système... Mais l'inégalité s'est également installée dans la façon dont le sujet vit la passe du miroir, en tant qu'il se sent totalement autre ou plus ou moins partiellement autre, et dans quelle « immédiateté » il se trouve encore par rapport à un tel événement, et donc dans quel statut de dépendance il se trouve encore avec la mère. A mère égale, oserons-nous dire, le plus dépendant, celui qui reste un tant soi peu « fusionné » sera infiniment plus sensible que tout autre aux multiples formes de rejet, car il les vivra comme menaçant de rompre ces liens indispensables, selon lui, à ce qui lui sert d'identité. Il recherchera avec démesure la réassurance, et il vivra avec démesure le rejet, faisant abstraction du caractère objectivement logique de telle ou telle démarche. Car cette inégalité d'origine se traduit d'abord et avant tout en inégalité affective : inégalité d'abord manifeste dans le sentiment d'échec qu'éprouve le sujet, qu'il soit objectivement doué ou non, et quelle que soit la richesse des possibles, mais également présente dans le plus ou moins grand degré de naïveté du sujet (naïveté que rien ne vient expliquer aujourd'hui de manière convaincante), inégalité devant l'humour et la plaisanterie (que rien non plus ne permet d'expliquer de manière satisfaisante).

Nous avons choisi ces exemples à dessein pour souligner encore l'intention de ce texte de n'utiliser l'arrangement séquentiel des phénomènes psychiques et leur signification que comme parties d'un tout infiniment plus vaste où l'émotion, l'affect jouent dans l'orchestre, tout autant que celui-ci est dirigé par quelque chef déterministe. Il n'y a pas qu'abandon aux possibilités imposées. Le fait psychique n'est pas un fait scientifique, il y a participation des possibilités imposées (peut-être même majoritaires), mais l'enzyme qui produit la catalyse relève pour une part du hasard et de l'impondérable. Avec ce correctif essentiel que le moment socioculturel manipule à telle ou telle période plus de hasards féconds qu'en d'autres temps. L'inégalité tient également à ce que ce hasard et cet impondérable existent et ne sont pas, en fait, connaissables, ni même repérables par les membres du système qui, quand bien même ils le voudraient, ne pourraient pas trop s'en protéger à l'avance. Car il n'y a pas véritablement ici de cause. Ici, le sujet va se trouver face à sa solitude renforcée. D'où la mise en route, et avec quelle démesure, d'une véritable pathologie du manque et du besoin. Démesure, parce qu'à l'histoire personnelle du sujet déjà vécue comme une terrible injustice va s'ajouter cette incompréhension du pourquoi du hasard et de l'impondérable. Le vécu de ce nouveau manque rouvre la blessure jamais cicatrisée de tous les manques antérieurs. A ce stade, la recherche de la satisfaction du besoin, du comblement du manque, prend le pas sur la vérification et la frustration. Le sujet a une conscience urgente d'un objet capable de lui procurer satisfaction.

Il peut alors y accéder par une forme « perverse » de sexualité tout comme par l'usage de stupéfiants.

Le besoin qui coexistait jusque-là d'une façon ambiguë avec le manque risque de céder tout à fait la place à celui-ci. Nous passons alors du « normal » au pathologique, ou, plus exactement, de quelque chose de presque physiologique à quelque chose qui signe une déficience.

Là encore, les choses sont plus complexes, car le passage du besoin au manque est occulté (ou peut l'être) par le plaisir. Il y avait certes beaucoup de déréliction dans la démarche constitutive d'une idiotie familiale. Mais c'était de l'ordre de l'archaïque, du prégénital. En tout cas, cette déréliction n'était pas un vécu totalitaire, elle n'était jamais entièrement satisfaisante (ne serait-ce que parce que les mini-transgressions opérées n'étaient jamais suffisamment punies). Mais plus le manque est grand, plus le sujet, dans et par ces nouvelles transgressions, peut avoir (même s'il ne s'agit que d'un instant) le sentiment énorme du plaisir entier, totalitaire, qui non seulement gomme tout, mais crée l'identité, l'unité du sujet de soi avec soi, indivis. Cette instantanéité est formidable, fantastique. Le temps vécu ici est incalculable, incomptable. Par son côté ciment-jouissif, le plaisir (comme le manque) n'est pas seulement un phénomène passif, il est constituant ; il constitue à lui seul une donnée nouvelle fondamentale de la personnalité du sujet dont il envahit avec démesure la mémoire. Nous nous trouvons alors dans la contradition fondamentale qui, si elle ne marque pas celle de tout idiot de la famille, marque en tout cas l'existence du toxicomane : d'un côté l'approfondissement d'une déficience grave et active — le manque ; de l'autre, la constitution d'une unité totalitaire possible dans et par le manque.

Pour qu'une telle « décompensation » se produise, il faut quand même, outre les événements et objets extérieurs (la drogue, par exemple), que les forces en présence et en action s'organisent et se désorganisent : nous avons parlé ailleurs du rapport à la loi. Il faut y revenir, car l'adaptation à la loi familiale, réelle, symbolique et imaginaire, passe par plusieurs phases, avec des aller et retour, jusqu'à ce qu'il n'y ait plus de repères suffisants au maintien du *statu quo ante*. La règle du jeu étant la demande d'amour et le rejet : le premier interdit à transgresser est celui qui prohibe l'agressivité. On est frappé de la démesure de l'agressivité qui s'exprime chez de tels enfants que d'autres caractères font considérer comme très doux, très passifs. En fait, il s'agit d'une supercherie défensive contre la terreur inspirée par le désir carnivoresque décelé chez la mère et contre sa propre angoisse mortifère.

Quoi qu'il en soit, l'enfant apprend par la démesure à élargir les possibilités de recherche de son identité. En fait, plus il recherche, moins il trouve et plus il est perdu, le nombre et l'importance de ses ennemis augmentant au fur et à mesure ; aux frustrations maternelles précoces s'ajoutent les frustrations liées au père et au reste de la fratrie (qui recule devant une exigence d'amour trop énorme). On assiste là aussi, dans l'évolution constitutive, et à la mesure des hasards féconds et autres événements psychiques et/ou sociaux, à un vécu disproportionné des difficultés : la loi est vécue comme énorme, ou, au contraire, comme ridicule à outrepasser — d'où, en réponse, la disproportion des efforts pour la transgresser.

Peu à peu, la transgression devient un modèle opératoire prévalant. En échange, elle coupe court, chez les autres membres du système familial, à toute tentative de réorganiser, sur un autre mode que celui constitutif de l'idiotie, le système de relation avec l'enfant. La famille s'avère toujours en retard d'une guerre, ce qui, pour certains de ses membres, les conforte dans leur propre rejet sadique. En outre, la transgression fait de plus en plus intervenir, dans le champ clos du système familial à dominante subjective, l' « objectivité » de la loi réelle et des intervenants extérieurs, plus marqués au niveau symbolique (enseignants, parents des amis, policiers, etc.). Même si le hasard des choses faisait qu'un intervenant fût réllement bon, cette « bonté » serait transgressée dans un sens sexuel, le sujet ne pouvant concevoir l'existence d'une bonté naïve et sachant déceler, avec l'expérience d'un orfèvre, la faille du désir chez l'autre.

Ainsi, d'une expérience à l'autre, l'Idiot de la famille, dans une démarche incessante, comme un papillon à une vitre éclairée, se heurte à des possibilités entr'aperçues pour se constituer une identité dans la norme, et à la constante déstabilisation de ces possibilités. Le rapport avec la loi, loin d'être rassurant et réducteur de l'angoisse, réactive au contraire toutes les frustrations acquises dans le système familial. Veut-il s'y réfugier que, déjà, la sommation de ce qui existait antérieurement à l'intervention extérieure lui coupe la retraite d'un *statu quo ante* qui, pour insatisfaisant qu'il était, lui apparaît maintenant comme presque paradisiaque. Il est condamné à la fuite en avant.

Nous nous trouvons à nouveau devant cette dimension cinétique démesurée (en accéléré ou en ralenti) qui nous semble être l'une des caractéristiques essentielles constitutives de notre clinique. Cette dimension est elle-même constitutive d'événements psychiques inintelligibles en déduction logique, car produits directement par le télescopage d'affects et d'événements contradictoires, parfois à l'extrême du possible, créant en cela une angoisse telle qu'il ne reste d'autre issue qu'un *acting-out,* lorsque la capacité normative du sujet aura été dévaluée jusqu'à un seuil critique et qu'il ne pourra plus reconnaître la fonction réelle des choses et des gens. Autrement dit, lorsqu'il aura à peu près perdu la capacité de « s'y reconnaître ».

Nous revenons toujours, quelle que soit la force explorée, à cette difficulté d'être soi qui est vraiment la caractéristique de notre sujet, qui devient non pas une forme clinique mais LA forme de sa vie. Il faut comprendre que cette forme de vie n'est pas quantifiable, que l'on passe là d'une situation morale à une situation amorale, d'un ordre de choses logique à un ordre a-logique, du conscient à l'inconscient, mais que, de toute façon, cette situation est vécue comme cruelle, engendrant constamment le désir d'un autre désir, quêtant à tout prix un ordre, une loi.

C'est ainsi qu'observant dans la vie courante les comportements de tels sujets et leurs réponses à des stimuli banals, voire minimes, on ne peut pas ne pas être frappé par le côté démesuré des réactions ou des efforts déployés pour atteindre tel ou tel objectif, et du caractère d'échec répétitif des résultats, même si les motivations sont importantes, tant le jeu intérieur du psychisme est complexe, contradictoire, tiraillé entre des désirs et des interdits. Mais on est davantage encore frappé par l'inadéquation du langage face à de telles situations caractérisées par leur mobilité affective et leurs contradictions culturelles. Le jeu du langage (y compris celui du thérapeute) tend à aplatir ou à annuler les difficultés liées à la cinétique propre des événements psychiques ; le langage a besoin d'une situation de non-doute, ce qui n'est absolument pas le cas ici, l'existence parfois fulgurante de tels événements psychiques ne pouvant ni se prouver ni se démontrer. La fonction réductrice et piégeante du langage va être à son tour ressentie de façon démesurée, on cherchera à l'évacuer dans le système familial (c'est, par exemple, le fameux : « Je ne dialogue pas avec mon père, on ne se comprend pas avec mes parents. »).

Toute tentative pour parler renvoie un peu plus à la détresse fermée et solitaire, marginalisée, et le langage devient à son tour, faute d'être sécurisant, un moteur objectif de la persécution.

Nous nous trouvons donc devant un sujet qui va adopter, face aux multiples événements de la vie, des positions particulièrement mouvantes, le plus souvent imprévues, de plus en plus marginalisantes par rapport aux normes concentriques de la famille, de l'école, de la société ; une des rares possibilités qui lui permettent de vivre est, comme nous l'avons indiqué dans « l'Enfance du toxicomane », d'halluciner le réel par le jeu, un jeu de plus en plus érotisé, élisant particulièrement un ou une camarade en qui il recherchera la complétude de son identité, premier pas vers la solution androgyne de l'identité dont nous parlerons ultérieurement. Mais, dans la mesure même où le jeu met en scène des partenaires qui, eux, ont à voir avec leur propre loi, les possibilités de reconstruction d'une identité s'épuisent à leur tour, ou, en tout cas, ne peuvent être suffisamment durables pour que s'établisse un *statu quo*.

Pour toutes les raisons que nous avons décrites, le sujet ne peut finalement s'accorder le droit d'aimer et d'être aimé sans mettre en jeu un système de vérification démesuré, impossible à vivre pour tout partenaire vis-à-vis duquel il aura une fonction rejetante. Or il faut qu'à ce stade le sujet ne puisse renoncer à utiliser ses systèmes : il n'en connaît pas d'autres, ou du moins il ne les a jamais vécus comme opératoires en emportant son intime conviction. D'où la place extraordinaire accordée à l'imaginaire. Place complètement disproportionnée dans ses bons et mauvais côtés : imaginaire paranoïaque qui ne décèle que des éléments destructifs chez les uns ou les autres, et imaginaire infantile, naïf, où le sujet reste le roi, le Dieu, et où, très souvent, dans un contexte de mélo romantique, on vient lui rendre justice dans une réconciliation grandiose, apologétique et magnanime.

Mais cet imaginaire est honteux, il devient un secret caché, car le sujet a appris, à l'aune de la vérification avec autrui, que toute vérité n'est pas bonne à dire. Il se met alors « dans la tête » des tas de choses qui accentuent tout le système de démesure : d'une part, le côté immense des échecs, des déceptions et, partant, une conception dévalorisée du moi ; de l'autre, une conception complètement mégalomaniaque mais puérile, naïve, de ce moi, laminée par le doute et qu'il faudra donc réactiver au fur et à mesure que le rêve éveillé sera de moins en moins opératoire (on saisit la place de la drogue comme instrument de cette réactivation si le sujet la rencontre en chemin).

Ainsi, d'un côté, le sujet sait qu'il a des exigences démesurées, et d'un autre, il ne peut absolument pas s'empêcher d'avoir ces exigences. D'où l'obligation pour lui d'avoir « tout, tout de suite », car ce déni de la réalité ne peut être qu'une fulgurance, et c'est là l'explication motrice du caractère impulsif ou impulso-compulsif des passages à l'acte apparemment incohérents ou disproportionnés du sujet. Mais, en dehors même de ces passages à l'acte, situés dans de véritables passes, où se télescopent les retours à la réalité et l'entr'aperçu en perdition d'un paradis triomphateur, le sujet est « ailleurs », « dans la lune », comme le dit le bon sens populaire.

Pour situer la démesure de cet ailleurs, on peut dire qu'il ne se contente pas d'halluciner le réel, mais qu'il surhallucine l'imaginaire, et que, ce faisant, il perd une bonne partie de la souplesse adaptatoire de tout être vivant vis-à-vis des systèmes environnants. Ce qui contribue à son tour au véritable cercle vicieux du rejet et de la blessure que vit un tel enfant, pour lequel tout fait brut de la réalité implique une éventration démesurée de son cocon protecteur, dont tous les autres, s'ils sont mis au courant, vont affirmer le caractère méprisable ou malsain d' « enfantillage ».

Ce déni de l'imaginaire, ou plutôt de sa valeur, s'avérera criminel pour le devenir du sujet, pour les compromis qu'il aurait pu se permettre sans ce type de blessure, lorsque l' « enfantillage » ne se savait pas tel, n'était que l'imaginaire halluciné en réel, permettant au réel d'être transcendé sans anesthésie (que celle-ci soit d'ordre chimique ou spirituel, botanique ou idéologique !).

Mais le destin de cet enfant-là n'autorise, nous l'avons dit et redit, que le sérieux de la démesure et de la discontinuité. Les écarts sont trop grands entre chacune des situations successives pour qu'un compromis de stabilité, un certain *statu quo* puisse s'installer. Ici, il n'y a pas place pour la transcendance du réel dans une relative sérénité, l'enfant ne peut jouer à se faire peur, car il a *réellement* peur de ces incessantes culbutes de situation ; culbutes qui laissent peu de place à l'expression du désir en tant que dominante (même si ce désir s'exprime par fulgurances) et qui transforment la vie en monstrueuses courses d'obstacles. Ce peu de désir, l'amputation de cette chose essentielle de la condition humaine, devient une des composantes sémiologiques essentielles de l'ontologie d'un tel sujet. Comme le dit Chateaubriand dans *René :* « On est détrompé sans avoir joui... »

Cela signe une différence énorme avec le

destin de tout autre adolescent pour qui l'envahissement du désir est le moteur du passage de l'enfance à l'âge adulte. Ici, l'interdépendance n'est pas seulement entre le physiologique et le psychologique, mais entre le manque et le physio-psychologique (on notera en passant que l'importance accordée à ce manque met en cause la notion même de période de latence due aux écoles psychanalytiques).

Cette identification particulière ne permet pas, nous l'avons dit, la formation d'une personnalité solide, fût-ce dans le registre d'une personnalité pathologique affirmée, la part laissée au symbolique étant extrêmement rétrécie par l'extension de l'événementiel, de l'instantanéité du temps vécu dans le moment fécond, mais, paradoxalement, hypertrophiée dans un seul registre, celui de la victime-émissaire du — et dans — le système familial.

S'il y a irruption subite au cours de ce que l'on appelle la crise de l'adolescence, ce n'est pas irruption des désirs, mais bel et bien irruption de la prise de conscience de ce statut — d'où l'échec patent des simulacres mimétiques de liaisons amoureuses qu'essaient tous les adolescents lors de cette période. On peut rattacher ce type d'événement au deuxième traumatisme affectif dont parle J. Bergeret, à cette nuance près que ce traumatisme n'est pas seulement désorganisateur, mais autant organisateur d' « autre chose », tout comme le bruit, selon Henri Atlan, est organisateur d'ordre.

A partir de ce moment, les choses ne peuvent plus se dérouler comme avant, en une succession plus ou moins adaptée de conflits intra-familiaux : comme le choix adaptatif n'a pas pu se structurer dans le sens de la psychose et qu'il ne peut pas, sans aide, évoluer vers la rupture, le sujet accède, sans pouvoir l'éviter, au stade de l'action comme esquive de l'angoisse — laquelle doit absolument être niée. Face à l'absence du symbolique, à la disparition progressive du côté opératoire de l'Imaginaire, il ne reste plus, peu à peu, qu'à explorer les allées du réel avec un besoin carnivoresque et accéléré de l'incorporer. On sait là l'importance de l'Autre comme objet sexuel à incorporer, non pas seulement pour en jouir, mais pour réussir l'Unité — tentative dont nous reparlerons au chapitre consacré à l'Androgynie. Mais on saisit là aussi le pourquoi et le comment de l'inéluctable déception. Car l'Autre est l'autre, et non pas une partie de soi. Et, en dehors de la fulgurance de la passion, il ne peut y avoir aucun doute là-dessus, d'autant moins que l'Autre ne sera jamais que l'élément isolé du large système duquel participe l'Idiot de la famille et dans lequel il ne sera jamais admis (en connaissons-nous, de ces mères abusives qui font mine de trop bien recevoir en premier lieu l'amie ou l'ami de leur enfant, pour carnivoriser la relation et rejeter la faute de l'inéluctable rejet sur celui ou celle-ci !).

Celui qui maintenant découvre le doute sur

les possibilités d'un objet du désir en mesure de combler le manque découvre la pitié de la mélancolie. Il sait qu'il ne sera jamais comme les autres (mais il ne peut le savoir qu'en secret, car, à la différence du fou, les apparences sont sauves). Toute parole, tout discours est vain. Ce qu'il ressent prime, et c'est une impossibilité d'être au monde, non plus seulement par rapport à l'angoisse de mort, mais par rapport au mimétisme si indispensable à ces âges pour accéder aux rituels qui scandent le passage du stade de l'enfance à l'adolescence et de l'adolescence à la post-adolescence. Au mieux, tout est suspendu, dans l'attente morose d'un je ne sais quoi. Au pire, la tentation suicidaire envahit la conscience, jusqu'aux passages à l'acte en des équivalents multiples, arrivant sans délais ni justifications valables, et dont le sens échappe à tout le monde et au sujet lui-même, sans qu'il y ait cette immense angoisse du morcellement qui l'explique chez le psychotique. Le plus souvent, ce qui n'est pas sans effrayer davantage encore le sujet, la recherche s'organise dans une perversité du jeu sexuel, vécu comme seul moyen de rendre sensible la possibilité de jouir et donc d'exister (on voit, dans le *Salo* de Pasolini, une merveilleuse et terrifiante illustration de ce thème). Encore faut-il que le sujet ait les moyens d'affirmer son sadisme ou son masochisme, tant il est vrai qu'une telle construction de vie aboutit également à des censures baptisées timidités morbides. Quoi qu'il en soit, le clinicien ne peut qu'être frappé par l'aspect bisexuel des passages à l'acte de ces sujets : le sens habituel de l'hétéro et de l'homosexualité n'a pas sa place ici, puisqu'il ne s'agit pas totalement de la satisfaction d'un désir, mais, bien davantage, de la recherche d'une identité et d'une unité, et, partant, de la suppression du doute mélancolique. Mais le leurre se révèle là aussi, d'où la conduite d'évitement qui consiste à multiplier les partenaires, car toute jouissance est vite épuisée et tout sentiment n'apparaît que comme un simulacre ou comme une porte s'ouvrant à nouveau sur la souffrance insupportable du manque !

Ainsi, à la limite, le sujet est et n'est pas, vit et ne vit pas, remet la vie à plus tard et exige en compensation des sensations immenses. C'est par le corps et dans le corps qu'il s'efforce en premier lieu d'y parvenir. Et c'est vrai que le corps est le seul obstacle au désespoir. Mais ce corps devient objet (parfois vénal) : de moyen d'exister et de jouir, il devient à son tour obstacle, car il ne peut donner la plénitude (nous développerons cette notion au chapitre sur l'Androgynie), les sensations s'émoussent, sont vécues et ressenties comme insatisfaisantes et frustrantes, incomplètes. Sans jamais être totalement dévalorisé, le corps devient à son tour secondaire, et, à ce stade, l'amour physique ne tient plus la place énorme qui est la sienne chez autrui, même si le passage à l'acte semble ne poser que peu de problèmes (alors qu'en fait, impuissances, éjaculations précoces, peur de la pénétration, frigidité sont le lot commun).

L'Amour sera d'autant plus suspect que le système familial non seulement l'autorise, mais le clame sur les toits, et que le chœur des mères (les pères sont plus réticents) affirme avoir trouvé là la solution à tous *leurs* problèmes, accueillant les crises de plus en plus fréquentes comme la vérification expérimentale de tout ce qu'elles avaient toujours proféré : le caractère « mauvais » de leur progéniture. Les Mères s'offrent un festival d'autosatisfaction douloureuse, avec des bénéfices secondaires sur tous les fronts, puisque dans le même temps elles vérifient — tout en s'y employant — que les compagnons ou les compagnes de ces sujets ne peuvent les supplanter. Le bonheur en fait inespéré de l'Idiot de la famille n'étant pas, une fois encore, à l'ordre du jour, la frustration par la mère y revient sous un mode d'exigences plus subtil. Le vide du projet familial l'emportant à nouveau, il n'y a de place que pour la consommation, toutes sortes de consommations, afin de remplir l'éternelle négativité manifestée par le manque, qui n'est, en fait, que la nostalgie de n'être pas celui qui ferait un enfant à sa mère, qui serait, lui, déjà immortel et jamais né — seule possibilité mythique d'atteindre à l'Unité. C'est le sens qu'il faut attribuer au mythe de la chute et de la déchéance que l'on rencontre dans tant de religions.

Mais la consommation ne se situe pas, elle,

dans le champ mythique, elle nous reconduit au tout début de notre histoire : elle suscite à son tour excrétion. L'enfant bouc émissaire renvoie au système familial, à son tas d'ordures : au père dévirilisé il renvoie son homosexualité ; à la mère carnivoresque, il dévoile son androgynie ; surtout, c'est lorsqu'on croit le tenir que, dans une de ces virevoltes dont il est coutumier, il crée le scandale et blesse le système là où il est le plus vulnérable, en lui faisant perdre la face. L'ordure se fait sociale et sort du non-dit quand il y a passage en prison, au tapin ou en salle de réanimation. La consommation est théâtrale, devient à son tour théâtre : puisqu'il n'y a pas satisfaction du désir, il convient de faire croire avec outrance que c'est *cela* qu'on veut et qu'on a choisi. Pauvre simulacre de choix qui masque une misère bien pitoyable, payée de moments d'impitoyable lucidité, portes d'entrée à la mélancolie que nous avons signalées plus haut. L'expérience acquise conforte une fois de plus dans le sentiment qu'il est impossible de s'en sortir.

Notons que si l'expérience acquise est cause de cette certitude actuelle, elle ne la fonde absolument pas. Ce qui la fonde, rappelons-le, reste le Manque — et la certitude en question est à la fois actuelle et ancienne. Ce Manque qui est présent et qui est ailleurs, à l'extrême, ne peut pas être communiqué ni être partagé, d'où la solitude mélancolique et l'absence si souvent vérifiée de l'image de Dieu chez de tels sujets qui, taraudés par cette certitude du manque, ne peuvent mobiliser un imaginaire absent pour le combler. Seules des interventions extérieures (drogues, thérapies, etc.) le pourraient en colmatant les manifestations douloureuses du manque — et, dans certains cas, permettraient un compromis vivable, acceptable, tout en sachant bien que si le rejet de la réalité ancienne est souhaité, sa forclusion ne sera jamais totalement possible. Pourtant, et c'est essentiel, une thérapie bien menée modifiera radicalement l'atmosphère, la musique des vécus antérieurement si dramatiques et, partant, permettra au long cours, chez un sujet plus détendu et moins méfiant, une réorganisation des défenses et une confrontation moins paranoïaque avec le réel.

Quoi qu'il en soit, c'est dans l'ordre du déroulement phénoménologique que se situe la souffrance du sujet, avec une cinétique qui lui est propre, événementielle à répétition, sans possibilités d'organisation de son économie psychique, car il a à faire face à une succession de chocs sans ordre véritable, et une approche psychanalytique, à ce stade, aggraverait la situation en tenant dogmatiquement pour acquise une organisation qui ne peut même pas s'ébaucher. Il n'y a pas mélancolie, mais fulgurances mélancoliques, suivies de phases de normalité, voire de phases d'aspect dissociatif. La misère est casquée parce qu'elle est labile, extravertie parce que mobile dans son fondement, et qu'elle cherche et ne peut chercher que des solutions locales. Il s'agit ici d'une sémiologie des pluralités plutôt que d'une clinique de l'organisation. L'organisation est un leurre labile et temporaire, et la souffrance « en trous de gruyère », remplacée par le faire-voir ou la cruauté. La souffrance est dans l'intensité, non dans la durée. Le temps vécu est ici la dimension essentielle, non le refoulé ni l'interdit. L'organisation, c'est le lointain, et, comme le dit Michel Serres, « le lointain n'est pas nécessaire, mais difficile et vain ».

Ce que renvoie l'enfant à la famille se scande de douleurs fortes et de repentirs aussi forts, mais l'incommunicabilité reste la règle (combien de visages fermés dans le cabinet du praticien quand les parents restent présents !). Mais, à chaque fois, personne ne joue les prolongations, car, nous l'avons dit, *chaque fois* s'épuise vite ! L'organisation du Moi n'existe que comme un statut parcellisé et mouvant, le prégénital coexiste ou succède, précède ou coexiste avec autre chose, avec de l'œdipe et du génital, mais aussi avec de l'innommé magmaïforme. Cet innommé, ce magma n'est pas seulement constitué archaïquement, mais se crée en permanence aujourd'hui et maintenant, boue et pâte permettant tous les modelages, donc toutes les pseudo-identités dont va user le sujet pour combler le manque et panser ses blessures narcissiques. Ce qu'en fait il ne peut jamais atteindre, car le manque est l'extrême : en inversant les propositions, le manque c'est ce qui est « tout, tout de suite », et le système familial n'est que le miroir qui réfléchit ce manque et le dévoile en même temps, alors qu'il semble exiger normalité et conformité.

De ce semblant et de cette révélation naît la maladie morale : l'expérience n'apporte rien de plus, et pourtant elle est encore et toujours nécessaire pour confirmer la blessure « présente, affreuse et récusant la raison » dont parle Georges Bataille. Bouc émissaire indispensable, l'enfant ne peut attendre de la famille que le besoin de la répétition ou la répétition du besoin, selon la formule de Lagache, enclenchement que nous retrouvons bien entendu chez le toxicomane et que l'expérience est chargée de confirmer à chaque fois. Mais, du fait du biologique, rien n'est définitif et les besoins du corps vont créer de nouvelles tensions, à la fois bénéfiques comme sources de plaisir (nous avons déjà signalé l'importance démesurée de la masturbation), et négatives comme incapables de tendre vers cet extrême qui annulerait toute brisure. Reste que la découverte du plaisir, comparée aux gouffres qui le précèdent, lui confère une valeur elle aussi démesurée, qui peut créer l'illusion que, par lui, on trouvera enfin une finitude et une unité tant recherchées. Le plaisir devient en même temps l'ennemi de la famille, qui emploie à le combattre tous les artifices de la maladie morale (à son apogée, lorsque le sujet va « se droguer »), en invoquant pour lui un idéal du moi gigantesque et en le culpabilisant de ne point s'y conformer. On notera cependant également des tentatives plus subtiles d'incorporer dans le système le ou la partenaire, et au maximum de le ou la carnivoriser ; ces tentatives peuvent d'autant mieux réussir que le sujet y trouve son compte pour de nouvelles vérifications de l'irréductibilité de sa condition, jusqu'à parvenir parfois au renoncement qui sera toujours tellement gratifiant pour la mère ! La famille, loin d'être protectrice, réclame son dû, non par sadisme (ou alors, celui-ci est naïf), mais parce que ce dû est la péréquation qui permet le maintien en vie du système, et donc de ses membres, et en échange duquel la famille assure à son tour son rôle de paratonnerre vis-à-vis du corpus social, y compris la marginalité de l'enfant, dans une relation torturée et torturante aux mille et un rebonds, qui ne cesse de se faire et de se défaire.

Il n'y a pas de direction à un tel cheminement relationnel, qui peut rester sans issue : même le mariage, par le choix du partenaire, ne sera qu'une reproduction pâlichonne et tolérée d'un tel duo à la fois si indissociable, si douloureusement exquis et si invivable. Une telle vie est d'emblée exempte d'espoir et les habituelles sublimations sociales (prêtrise, métiers d'autorité, etc.), si elles peuvent jouer leur rôle, laissent le sujet sans véritable harmonie intérieure. La compensation, pour être vivable, exige bien plus de démesure, et, pour trouver leur compte, les sujets n'ont pas toujours la guerre à leur disposition, ni le jardin des supplices. La guerre sera alors psychologique, avec une intensité que ne peuvent pas toujours masquer les apparences, ce qui explique les passages à l'acte qui perdurent dans le temps alors que tout semblait rentrer dans l'ordre ; la mort également sera toujours présente, et l'on peut parfois assister, si le sujet a le courage du premier passage à l'acte suicidaire, à une véritable toxicomanie de l'acte suicidaire à répétition. Mais, le plus souvent, ce déni de vie se marque par la néantisation incompréhensible de projets de vie qui paraîtraient désirables à tout autre.

Duo, avons-nous dit : la compensation ne peut être que duelle, il faut un ciment pour colmater la brèche, un autre pour donner ne serait-ce que fugacement l'Unité. Si le sujet possède au moins dans sa mémoire le souvenir d'une telle possibilité, la vie devient vivable puisque s'ouvre dès lors la possibilité de la répétition. Nous savons que le toxicomane fabriquera son indissociable duo avec le produit, qui sera son amante exigeante (et il faudra nous interroger sur le contenu sexuel de l'imaginaire de la « planète »). Duo avec la douleur, le deuil pour d'autres qui ne vivront que dans la mort du système familial ; duo encore avec la folie, pour ceux ou celles qui ne peuvent tromper leur père ou leur mère, fût-ce au prix d'un célibat monstrueux. Pour d'autres encore, cependant, le cheminement est autre, fait de recherches et d'essais multiples : idéologiques, surévalués, comme l'adhésion mystique et passionnelle à des sectes, mais, surtout, recherche d'une identité dans une autre approche sexuelle. Nous avons déjà dit la part de la bisexualité ou de l'homosexualité comme essai de retrouver ce qui manque dans un duo avec son double, nous verrons au prochain chapitre la part qui revient à la construction androgyne dans la tentative du sujet pour rétablir, en la transcendant, son unité — tentative qui le rapproche d'un démiurge. Mais, il faut le redire, l'enfant *est dans sa famille,* laquelle est sa société et sa patrie. Celle-ci mène avec lui le tout comme la partie, et les responsabilités y sont duelles. Il n'y a pas autarcie : biologiquement et socialement, il ne peut y en avoir ; mais il y a tendance à l'asymptote autarcique affective. Même si la vie le déconnecte d'avec le système, l'affect l'y connecte indéfiniment dans tous les prolongements qu'il aura essayé de constituer pour mieux y échapper.

Nous avons parlé par outrance et à l'extrême, car, Dieu merci, les situations ne sont jamais aussi totalitaires que celles de nos descriptions ; il existe, nous l'avons dit, bien des statuts intermédiaires, bien des brisures moins radicales, donc bien des compromis vivables possibles. Mais l'essentiel est que la dimension ici donnée n'échappe pas aux thérapeutes peu habitués à travailler par et dans le mouvement, et trop enclins à ignorer ou à secondariser la phénoménologie de l'instantanéité au profit de l'organisationnel. Il n'y a pas ici deux démarches, mais une démarche parallèle dont nous essayons de fonder les bases théoriques encore balbutiantes, mais qui, autour et dans l'organitionnel, dit qu'on l'a réduit à trop de linéarité et qu'il y a à y mettre bien plus d'asymétrie, de bruit et de fureur, dans un mouvement constant qui organise et désorganise. En en tenant compte, la thérapie permet, même dans les cas les plus difficultueux, à conduire la musique vers des mélodies plus douces, succession en cascade de petits compromis possibles (musique au sens figuré et propre : on notera l'importance extrême de l'audition de musique chez de tels sujets). Ces compromis permettent au sujet de « s'imaginer » être autre et ailleurs. C'est cette constitution difficile d'un autre imaginaire, moins démesuré, qui lui permet peu à peu d'accepter la confrontation avec le réel. Sauf à pratiquer la politique de l'extase s'il est saint ou devenu toxicomane...

Si la vie de l'Idiot de la famille (lorsqu'il est typique) est lourde d'impossibles, elle est aussi champ d'évasion et de banalité de l'homme quelconque, normalisé. Aussi convient-il de la respecter dans sa marge, sauf à sa demande lorsqu'il crie souffrance et réclame de nous un projet dont il faut avoir l'honnêteté de préciser qu'il sera, quelque part, toujours réducteur.

Car vivre, selon la formule de G. Bataille, c'est « avoir connu, ne plus connaître ».

avril 1982-juillet 1982.

IV

Androgynie

L'androgynie est certes un mythe, mais elle est également et si profondément désir que même dans Nantes la Catholique, au cœur de la cathédrale, tout comme à Maduraï au fond des Indes, se trouve une statue dont le côté pile est un homme, le côté face une femme. A Nantes comme à Maduraï, elle est censée représenter la sagesse et la vertu, mais on trouve avec insistance, dans les religions, la nostalgie du *ich* et du *icha* hébraïque, de la partie masculine et féminine de chaque individu. Il n'en va pas ainsi que dans les religions, et Freud, rejoignant Platon, ose l'hypothèse « d'après laquelle la substance vivante une et indivisible, avant d'avoir reçu le principe de vie, serait divisée... en particules qui depuis cherchent à se réunir de nouveau sous la poussée des tendances sexuelles ».

Pour nous qui sommes dans la brisure, dans le souvenir archaïque d'une plénitude disloquée — mais pas entièrement —, il n'y a pas seulement urgence narcissique à se retrouver Un, mais nécessité quasi vitale de trouver une issue au manque toujours en activité : d'où l'aspect volontariste qui marquera la démarche du toxicomane (futur ou installé) dans la recherche d'une identité double, en miroir, qui lui fera entrevoir la possibilité de certaines retrouvailles et qu'il cherchera plus ou moins activement dans une co-présence bisexuelle. Cette co-présence a, en quelque sorte, mandat d'essayer par tous les moyens de neutraliser le côté irréductible de la faille. Ce « mandat par tous moyens » implique à l'évidence la transgression de tout ce qui est donné *a priori* comme limite (et n'est-ce pas le cas du sexe des hommes, à l'exception exemplaire des hermaphrodites ?). Cette transgression impérieuse sera à la fois payante, puisqu'elle permet l'entr'apercevoir, et frustrante, parce qu'elle n'incorpore pas réellement, en dehors de la construction de l'imaginaire, et qu'en ce sens elle ne fait que préparer le terrain à toutes autres transgressions, celle du statut formel de l'homosexualité ou/et celle du toxicomane.

Mais, en s'autorisant impérieusement cette transgression, l'homme se retrouve, comme dans le dessein divin, à double visage. Loin d'atteindre à l'unité, il ne fait que compliquer son manque, le doubler en quelque sorte, et donc doubler sa souffrance, refaire l'expérience amère de l'impossible : possédé et possédant, pénétré et pénétrant jusque dans le tréfonds de toute aventure sexuelle et imaginaire, il rencontre l'objet, il devient l'objet, il est incorporé, il incorpore mais ne devient Un que l'espace fulgurant de la jouissance, quand il y parvient, et ce qui suit l'acmé de la scansion, c'est encore et toujours l'un sans l'autre, cette fois-ci le féminin *et* le masculin face à leur manque.

Alors le sujet conserve, en marge de son drame, le rôle de l'enfant qu'il était et son incomplétude captive ; il ne lui est pas plus possible de ne pas vivre sa tentation androgyne que de la vivre, mais, à moins d'oser ou de déjà pouvoir une autre transgression, il n'a pas le choix : l'androgynie est pour lui une réalité clinique qui le submerge. Même au niveau de son corps, il ne peut pas en douter, dans l'ambiguïté sinon de son apparence (encore qu'à y regarder de près...), en tout cas de son désir : il n'y peut mais, de cette pulsion qui, innocente de l'enfance, censurée plus tard, le pousse à se travestir, pour le garçon à se maquiller, à porter des talons hauts, à se mettre des faux seins et à jouir le sexe entre les jambes, une règle enfoncée dans le rectum, et, pour la fille, à s'affubler d'un godemichet, et toujours à s'enfoncer l'objet dans le rectum, avec d'autres harnachements, — puis, plus tard, avec une feinte innocence et la même semi-satisfaction, à passer sans culpabilité ni rejet apparent d'un partenaire du même sexe à un partenaire de l'autre. Toutes les raisons évoquées cèdent le pas devant cette mixité du désir qui, au moins chez le garçon, ne peut physiologiquement être dissimulée. Il faut bien insister ici sur la notion de *mixité* et non d'homosexualité : il n'y a pas défaillance unilatérale de l'investissement libidinal, ni désir du sexe de l'autre, il y a autre chose qui nous est maintenant bien connu : non-perception de son sexe en tant que réalité unisexe significative, donc non-complétude dans son propre sexe et dans sa propre identité. Le complément recherché ne se trouvera donc pas uniquement dans l'hétérosexe, pas plus que dans l'homosexe.

On ajoutera à ces notions que c'est lorsque le sujet se trouve dans des situations dynamiques de manque, et en fonction de sa position dans ce manque — notamment dans le système familial — qu'il optera pour l'une ou l'autre solution, et non en fonction d'un défaut de construction structurelle ou d'une prédisposition archaïque avec repli défensif, la mixité étant dynamique et non constitutionnelle. La tentative-tentation androgyne est l'une des solutions envisagées par le sujet pour sortir de l'impasse où l'avait mis le stade du miroir brisé ; elle devient une sorte de danse devant le miroir, comme si, avec chaque partenaire, le sujet pouvait s'autoriser une autre vérification en clamant : « J'ai trouvé ma complétude. »

Il est bien évident qu'il ne la trouve pas ; il en approcherait au mieux s'il était *enceinte* (Groddeck dit que « la femme enceinte est la plus juste approximation de l'androgyne »), ou mieux si, suivant le désir que nous avons attribué au toxicomane, il était celui qui a fait un enfant à sa mère, qui serait lui-même jamais né et toujours immortel, car c'est dans la totalité, dans le « tout, tout de suite et maintenant » qu'il pourrait être Un. L'androgynie n'est au mieux qu'une duplication, mais pas le tout, la moitié masculine et la moitié féminine étant chacune renvoyées à son propre manque, le désir ne pouvant se substituer au manque, et la jouissance avec un type de partenaire laissant intact le vide qu'occuperait un autre. Il n'y a ici que clivage et il ne peut y avoir en même temps désir, puisqu'il ou elle sait qu'existe quelque part une autre forme de désir et que ce type d'expérience ne permet pas, lui non plus, le passage du local au global — tout au plus permet-il d'explorer la question du « est-ce possible ici et maintenant ? » et de retrouver par la fulgurance de la jouissance l'entr'apercevoir mémorisé du tout dans l'instantanéité de la brisure du miroir. Aussitôt vu, aussitôt perdu, manqué : reste encore et toujours la nécessité d'aller à l'extrême, car le sujet n'est pas ignorant et la tentation androgyne augmente encore le champ de son expérience, il connaît la possibilité du tout ; il existe entre lui, ses expériences et le tout, quelque chose d'irréductible qu'il lui faut combler, non pas par angoisse métaphysique, mais bel et bien parce qu'il est en situation de souffrance, qu'il n'a pas pu se constituer une quelconque solidité structurelle et qu'il ne peut vivre que dans l'agi.

Si le sujet, pour des raisons que nous avons

décrites notamment au chapitre sur « l'Enfance du toxicomane », n'a pu se constituer une solidité structurelle psychique, il possède un patrimoine bio-génétique bisexué. Cela n'est pas de l'ordre du mythe : le fœtus humain comporte en puissance les deux sexes et la survivance d'un deuxième sexe est manifeste dans les cas d'hermaphrodisme. En se brisant, le miroir freine l'évolution psychique de l'identité et la succession de constructions qui permettent d'asseoir une identité plus incertaine qu'on ne voudrait le dire, même sur le plan de la biologie. Ce faisant, il laisse la place à un agi à la fois physiologique et psychologique, plus décousu et moins linéaire que ne nous l'enseigne la traditionnelle différentiation des sexes. Nous retrouvons ici — il va se traduire plus tard par un agi social et sexuel — ce tohu-bohu qui est l'un des schémas directeur du présent livre : tous les hasards « normaux » des événements psychiques sont encore davantage bouleversés par les failles, les fragmentations ; les sillons de frayage « normaux » de l'enfance et de l'adolescence s'en trouvent parcellisés. Il est évident que cet agi psychologique retentit sur l'agi biologique et explique la fréquence de signes féminoïdes ou viriloïdes divers qui troublent le tableau unisexuel de nos sujets. A la contrainte psychique s'ajoute, fût-ce de façon parcellaire, une contrainte biologique qui, à son tour, retentit sur le psychisme et contribue à cette incertitude identificatoire qui est la marque du sujet et qui perturbe un peu plus le véritable impérialisme des rectitudes structurelles.

En fait, à y regarder de plus près, dans l'agi comme dans le psychisme, on est frappé du développement par à-coups et par à-peu-près, même si, globalement et au long cours, des modèles « masculin » ou « féminin », normaux ou psychotiques, hétéro ou homosexuels, se font jour au prix d'énormes censures familiales, sociales et culturelles. Or même l'androgynie comme modèle « scandaleux » est déjà réductrice de l'incomparable mouvement de la réalité humaine, encore plus mobile et moins défini chez le futur toxicomane, qui nous fait vivre constamment dans les contradictions les plus absolues, notamment dans le langage du manque ; car, pour lui, l'affirmation de Freud « que le moi est avant tout une entité corporelle, non seulement une entité toute en surface, mais une entité correspondant à la projection d'une surface », est contestée par l'éclatement même de cette projection, éclatement qui laisse subsister entre les béances quelques fragments de cette projection.

Dès lors, le corps apparaît certes comme un objet du Moi, à la fois intérieur et extérieur, mais comme l'objet est ici grossièrement bisexué, il subit le sort de cette bisexualisation et du maximum de cet éclatement dont la bisexuation n'est qu'une réduction, et manifeste, comme nous l'avons dit, son désir vers l'un ou l'autre sexe. Le corps ainsi biparti cherche à s'approprier l'un ou l'une extérieur, et les expulse alternativement quand il vérifie que l'un ou l'autre ne comble pas le manque. Le corps est ici le relais du psychisme, qui puise dans sa propre potentialité bisexuelle les moyens de chercher à combler ce que le psychisme lui signifie de son incomplétude fragmentée, comme s'il cherchait un passage, une passe qui le sortirait de son éternel retour au point de départ, dans cette chaîne sans fin où tout est toujours à recommencer.

Né d'un homme et d'une femme à qui il cherche à s'identifier et dans lesquels il ne peut se reconnaître, desquels il ne peut être entièrement différent ni séparé, le sujet existe aveugle quant à son moi, quelle que soit l'aventure où il s'engage : s'il ne peut pas être ni l'homme qui le crée, ni la femme qui le porte, s'il ne peut même pas être un duplicata de l'un ou de l'autre, il a le fragile pouvoir d'essayer d'être l'un et l'autre (ce qui vaut mieux qu'une fragmentation plus radicale), et qu'intervertir l'un et l'autre pour tenter de s'y confondre : non pour résoudre une tension sexuelle qui, en fait, n'est que très modérée, mais bien pour « halluciner » une entité qu'il ne peut réaliser dans l'être mono-sexué.

Il ne s'agit pas d'un désir d'identification à l'un ou l'autre sexe, car l'un ou l'autre lui apparaît quelque part comme étranger, la finalité sexuelle de sa démarche implique que sa seule satisfaction (qui, elle, peut être relativement vérifiée) ne modifie en rien sa vérité psychique, qui est le sentiment d'être sinon d'une nature différente, du moins d'avoir un destin différent, ni n'abolit le temps vécu psychologiquement dans et avec cette différence. Le désir est dans la recherche d'une plénitude ; s'il a besoin d'être autre, c'est parce que le sujet n'est pas Un. L'aventure, répétons-le, n'est pas mythique, elle est nécessité quasi biologique, née dans la brisure.

A la limite, ce qui le pousse, ce n'est pas le principe de plaisir, ce serait plutôt un principe de souffrance, situé dans l'origine historique de son moi éclaté : origine expérimentale et que seules peuvent essayer de compenser les successions d'expériences autres qu'il est impératif de tenter, faute de quoi c'est encore et toujours la mort qui se présente dans l'entre-écart des morceaux du miroir. Car là, il n'y a pas de fuite possible : le déchirement qui constitue maintenant sa nature, c'est déjà le vide, déjà le néant. Source absolue d'angoisse pour celui qui vit et qui n'a pas, comme l'homme dit normal, la possibilité de ce compromis qu'est l'édification d'une personnalité. Aussi le vécu passé de l'enfant va-t-il rendre compte de son vécu corporel actuel, et c'est le moi brisé qui s'incorpore dans les relations corporelles, non l'inverse ; les relations du moi à son corps sont autant d'expériences différentes qu'il y a de brisures, mais comme le champ d'expériences, en l'absence de drogues, ne se limite qu'a l'un ou l'autre sexe, c'est l'androgynie qui servira de modèle expérimental (mais, rappelons-le avec insistance, non de modèle d'identification, car nous avons dit et redit qu'en fonction de son histoire, l'enfant futur toxicomane n'a pas de modèle d'identification possible). Le jeu expérimental n'est fondé que sur le manque, il n'est ni logique ni raisonnable (ni non plus non raisonnable). Il ne se déduit pas de la chaîne structurelle, mais bien des avatars de la vie émotionnelle et affective du sujet, et c'est au fur et à mesure des aventures du manque que se marquera le passage à l'acte androgyne.

Il reste que dans l'agi androgyne intervient sa place dans l'imaginaire du sujet, car si ce jeu ne fait pas ses preuves et si l'on sait pourquoi il est joué, on peut se demander aussi quelle place il occupe (maintenant qu'il y a passage à l'acte) dans le psychisme du sujet : il y a peut-être une chance pour que l'androgynie ne soit pas seulement tentative de réparation, mais construction de l'imaginaire qui constitue en soi, si imparfaite soit-elle, une sorte de modèle temporaire d'espérance de vie. La réponse à cette question sera ambiguë : oui dans une certaine instantanéité, non dans le long cours (car il n'y a pas possibilité de totalisation).

Le oui est dans le local, le non dans le global. Le local est la jouissance, ici, maintenant et tout de suite. La jouissance permet en quelque sorte l'angélisme, « un être » non sexué, donc non séparé et qui vit dans le Nirvâna. L'imaginaire recrée l'archaïque, comme plus tard l'héroïne le fera. L'archaïque est le lieu et le temps d'avant la brisure et d'avant l'obligation sexuée, il crée et est le lieu clos, sphérique (la bulle, disent les toxicomanes), semblable à la situation du fœtus dans le ventre de sa mère. C'est ce que le toxicomane recherche dans sa planète sirupeuse et chaude ; c'est la possibilité qu'entrouvre la démarche androgyne, dans une illusoire visée d'amalgame des contraires et dans une suspension du temps vécu, c'est-à-dire enfin une conversion vers l'homogène, vers une sorte d'immortalité, puisque l'homme et la femme seront un moment confondus, créeront dans la mémoire le souvenir d'un accouplement lui-même couplé à une autre fusion dans l'inter-échange des sexes. Permutations successives dans le réel, mais fusionnées dans la reconstitution de l'imaginaire, et peu importe alors qu'il s'agisse d'un monstre ou pas, que ce soit réalisable ou pas, puisque l'hallucination illusionnée le permet au-delà de tout raisonnement dit scientifique. Nous trouvons d'ailleurs dans cette hallucination illusionnée une qualité d'euphorie que, plus tard, le sujet retrouvera (et recherchera) en plus fort avec le produit. L'imaginaire de l'androgynie transcende la non-finitude de l'acte lui-même, et lui apporte un complément indispensable par la notion, déjà vue, de climat d'atmosphère qui annule sur l'instant toute dissonance et toute incomplétude, véritable « rêverie dans la rêverie » dont parle G. Bachelard (mais seulement dans l'état présent), où la solitude efface toute solitude.

L'onirisme androgyne dissout les obstacles et efface à cet instant local la souffrance de la brisure, par l'euphorie momentanée qu'il déclenche et par son côté hors-de-la-réalité, ne laissant aucune place, à cet instant, à une sensation incompatible avec l'unité présente, laquelle peut passer pour une unité du moi ; ce qui justifie en soi la nécessité de la transgression. La question de savoir si elle est d'ordre naturel ou pas ne se pose même pas — elle est et elle est bénéfique. S'il se posait des questions là-dessus, toute l'angoisse réapparaîtrait instantanément, d'où l'extraordinaire bonne conscience, ou plutôt la non-culpabilité avec lesquelles le sujet vit son androgynie. Il n'y a pas ici le côté caché de l'homosexualité vécue (au moins à son début), mais une affirmation de « normalité ».

Car cette accession à un imaginaire euphorisant et sécurisant représente pour lui, à cet instant, la seule vraie possibilité d'arrachement à l'ensemble des relations si traumatiques que le sujet entretient avec la famille, le groupe, etc. Sans accord possible, donc sans recours. Ici l'imaginaire androgyne masque tout cela, comme le rideau masque la scène, arrête le temps et le sentiment de mort, si puissant dans l'incomplétude et qui scande de façon démesurée l'homme à la brisure. Il concilie à la fois les exigences du principe de plaisir et celles du principe de réalité, puisqu'il naît d'une transgression apparemment réussie.

Mais la réponse sera *non* dans le global et dans le temps vécu. Ce que nous venons de décrire n'a de valeur que dans le temps-limite des effets de la jouissance et de son souvenir. Il y a certes la possibilité de la répétition, mais l'imaginaire n'a pas tous les pouvoirs — ni devant la souffrance, ni devant les liens profonds du réseau de relations dont nous parlions plus haut.

Dès lors, le rappel des faits est inexorable et la réalité désavoue l'imaginaire, renvoie à l'inaccessibilité du paradigme androgyne — qui n'est et ne peut être qu'expérience et qu'à-peu-près. La déception sera d'autant plus importante que le désir et l'hallucination illusionnée auront été plus forts. Certes, il y a eu accessibilité ici et maintenant (et le souvenir va jouer un rôle fondamental dans l'agi du sujet), mais la totalité, objet final du désir, se dérobe, renvoyant à la brisure et engendrant cette intarissable douleur frustrante que nous connaissons bien et qui seule est vraiment motrice dans l'histoire du sujet. Le principe de souffrance transforme la rêverie androgyne en une monstruosité, puisqu'il duplique le manque, et l'imaginaire n'est pas assez fort ni assez structuré pour établir comme « vrais » les modèles essayés par le sujet dans la réalité ; tout au plus ceux-ci existent-ils comme virtualité — comme aspiration inscrite dans la mémoire et qui peut devenir une certaine finalité pour l'agi du sujet, à l'instar de tout autre fantasme de transgression qui le mènerait vers une identité possible. Cette aspiration se marque d'ailleurs assez souvent par le travestisme ou, à un degré plus caché, dans le graphisme, tel, par exemple, qu'il illustre les « œuvres d'art » sur les murs de l'hôpital Marmottan.

Quoi qu'il en soit, le sujet, comme après le *high* de la drogue, réintègre le temps et ses finitudes, et l'espace et le réseau ; le corps lui-même redevient cet objet du moi parcellisé dont nous avons parlé, et ne peut se vivre comme aimé ou aimant que d'une façon incomplète, l'agi vers l'autre n'étant en tout cas que l'agi d'un désir déjà brisé et la génitalité, même démesurée, ne pouvant en aucun cas jouer le rôle organisateur qu'on lui réclame. Au fur et à mesure, l'androgynie vécue du sujet perd de son apparente naïveté et devient une androgynie inquiète, qui ne peut pas ne pas s'interroger sur son identité et sur son incongruité face au problème du manque et de l'identité qu'a à résoudre le (futur) toxicomane. Peu à peu, en passant à l'acte, celui-ci va se faire violence, car le bénéfice de la transgression lui apparaît de moins en moins évident, l'hallucination illusionnée venant buter contre l'irrécusable réalité de l'expérience intérieure — celle de la brisure et du manque. Dans la dynamique du vécu du sujet, cette transgression-là, elle aussi, devient vaine. Car ce que l'imaginaire de l'androgyne laissait espérer, c'est que l'objet du désir soit fusion permanente avec le sujet désirant, et permette la réitération permanente du désir : ce qui est totalement impossible. Impossibilité d'autant plus grande que la finalité sexuelle d'un tel type de désir est dérisoire par rapport au désir de complétude — et son corollaire, le désespoir et la mort.

De cette contradiction entre le local et le global naît l'accentuation du malaise. Là où il y avait subversion triomphante apparaît le sentiment d'un autre type d'anormalité et d'amoralité, assorti d'une nouvelle confrontation conflictuelle avec les normes, et d'une dimension nouvelle pour l'angoisse, sinon pour la dépression, qui commande — sauf à être passif — une nouvelle fuite en avant.

A la coercition de l'obligation monosexuée peut répondre la provocation, et d'abord le travestisme. Là où la transgression se situait fondamentalement dans le psychologique, elle peut tendre à n'exister que dans le social-sexuel et dans le théâtralisme psycho-affectif. A l'interdit ontologique s'oppose alors la transgression caricaturale et la provocation pathétique : il s'agit d'une autre limite à franchir, comme s'il y avait là une possibilité d'aller de l'autre côté du miroir. Mais la manière même d'être travesti marque pour notre sujet ses limites. A la différence des vrais transsexuels qui revendiquent douloureusement une identité qu'ils n'ont pas, il s'agit ici de mimer l'autre sexe, mais, dans le même temps, de ne rien abdiquer du sien propre. En quelque sorte, entre l'interdit et la transgression, la « relation interne » dont parle G. Bataille devient ici une relation externe, affichée, qui n'est qu'une tentative de solution (mais combien moins convaincante pour le sujet que l'hallucination illusionnée dont nous parlions plus haut), ou du moins, tant elle est imparfaite et instable comme un appel, un affichage destiné à ce que tout un chacun connaisse l'intensité de l'imperfection et de la douleur ressenties — donc la réalité de la brisure.

N'oublions pas non plus qu'une solution envisageable peut être la pathologie mentale dans ses modalités imparfaites et dissociées, que nous avons évoqués au chapitre sur « l'Enfance du toxicomane » (on connaît le délire du Président Schreber qui estime nécessaire sa transformation en femme pour sauver l'humanité, en enfantant des descendants dont Dieu serait le père), et que, dans ces lambeaux de psychopathologie, sont très souvent présents les éléments d'une androgynie parcellisée, comme le montre par exemple Bruno Bettelheim dans son œuvre sur *les Blessures symboliques.* Ce qui peut aller jusqu'à des extrémités insoutenables, comme les tentatives d'auto-émasculation qui sont loin d'être exceptionnelles, ou à des simulations comme les parodies de grossesse (que l'on retrouve plus naïvement chez les jeunes garçons), qui toutes témoignent de la force d'un fantasme de retour : au-delà du discours sur la différenciation des sexes, une unité entrevue mais qui tend à devenir mythique, faute d'être réalisable, et par rapport à laquelle, l'imaginaire androgyne cessant d'être béatement opératoire, la différenciation marquée et manifeste des organes génitaux et des caractères sexuels secondaires devient un obstacle de plus qu'il convient de transformer ou d'annuler. A la violence de la brisure tend alors à s'opposer la violence contre soi, dont l'équivalent psychique est la mélancolie dont nous avons parlé par ailleurs — tant l'inéluctable est ici insupportable —, et à laquelle n'échappent artificiellement que ceux qui font l'escalade de toutes les formes d'activité homosexuelle, avec une « drague » continue (*drague* linguistiquement proche de *drogue*), parce que seul le changement incessant de l'objet permet de ne pas s'arrêter, éperdu d'angoisse devant la frustration de l'incomplétude (ici sexuelle). La pénétration d'un homme par un homme peut ici passer, dans son instantanéité, pour l'équivalent de ce désir monstrueux du toxicomane dont nous avons déjà parlé (faire un enfant à sa mère qui serait lui-même, immortel et jamais né).

Mais le jeu homosexuel est ici insuffisant et impuissant en fait, car la blessure est plus profonde, comme le rappelle l'inéluctable mélancolie : c'est de soi qu'on a peur, et de l'évidente virulence de la brisure. Celle qui rend illusoire le « chemin de la vie ». Le Moi ne peut pas être libéré comme dans une névrose ou une psychose, puisque cette libération ne peut intervenir qu'en dehors de lui, puisqu'il faut le créer de toutes pièces, installer en quelque sorte un « pace-maker » psychique qui ne devienne pas source de catastrophe à son tour. En ce sens, la tentation androgyne, dans ce qu'elle a de constamment réversible, permet encore de payer un prix moindre — malgré son côté social subversif et douloureusement provocateur — que bien d'autres pace-makers. Sauf la drogue qui, elle, a l'immense avantage d'être une substance inerte qui colmate et fait bouger bien des choses, qui ne pose pas de questions et qui, surtout, n'est pas, comme un partenaire sexuel, une sorte de miroir ! Mais la drogue, justement, si elle aussi permet la fusion et l'immixtion, ne fait que colmater et ne remonte pas aux origines mêmes de la brisure, alors que l'androgynie se rapproche au plus près du désir de réintégration-création de l'inceste monstrueux dont nous avons parlé. Si le colmatage induit par le produit est adhésivement plus fort et plus chaleureux, et pose moins de problèmes (du moins initialement), il n'offre pas l'avantage d'aller au plus près possible, à la proximité presque totale de ce dont le sujet a été disjoint et dont il peut espérer qu'en s'en rapprochant le plus près possible, il pourra obtenir la réparation.

Entendons-nous bien : il ne s'agit pas ici de réparer le traumatisme de la naissance, comme dans tout désir incestueux visant à un désir de réabsorption dans un englobant protecteur (ce que parvient à faire la lune de miel de la drogue), mais d'une tentative-tentation, pile ou face, de coalescence avec le double-être-autre, étant soi-même double-être-autre pour redevenir Un. (On pense par exemple à la scène de l'accouchement public d'un homosexuel dans le film *La Peau*, ou à certaines scènes de mariage dans *Salo*, de Pasolini.) Il y a certes des ressemblances avec le désir d'être mère enceinte par soi, mais il ne peut y avoir là identité, car celle-ci ne serait pas encore complétude ni donc n'aboutirait à une totale restauration. Cette restauration implique et l'identité de la mère et l'identité du sujet — et non la contradiction de la fusion qui ne serait, elle, qu'une certitude magmaïforme antérieure à la brisure. Certes, il y a aussi nostalgie de l'autre Unité, l'originelle, et ceci complique cela dont peut résulter, dans l'extrême confusion où se trouve le sujet et dans son besoin de combler le manque archaïque, l'illusion transitoire de trouver en l'une ce que l'on recherche en l'autre — d'autant plus que, dans la tentation incestueuse, c'est ouvertement l'annulation de l'angoisse de mort qui est postulée.

Aussi l'investissement tant incestueux qu'androgyne correspond-il à une démarche qui tend à rétablir un lien (combien ambivalent !) avec la mère protectrice et haïe qui seule permettrait la réparation, mais qui seule l'empêche également par la répétition de situations frustrantes mais

toujours suffisamment complexes pour que
l'androgyne apparaisse à la fois comme une
conséquence de l'agressivité maternelle et
comme une possibilité d'annuler son rejet par la
possibilité « extraordinaire » de s'autoriser un
plaisir qui défie la règle du jeu ontogénique : en
particulier par le déni d'une seule image (donc
brisée) de soi-même, en lui substituant la double image, dont une face serait toujours disponi-
ble, et en sacrifiant l'autre à l'incomplétude de
la mutilation. Ce déni et cette disponibilité
créent à l'évidence un mouvement propre,
notamment, à l'activité sexuelle du sujet dont
nous avons déjà parlé : à chaque fois, une seule
des images est plus ou moins satisfaite, mais
l'autre pas du tout. Il n'y a qu'imperfection dans
ce plaisir même, et tout est toujours à recommencer, en quête du paradis perdu. Sauf,
comme Narcisse, à s'aimer soi-même, mais
justement dans le miroir de l'eau — c'est-à-dire
à s'exposer à la répétition de la brisure, donc à
n'avoir d'autre issue que dans la drogue, ou à
accepter la constitution d'un moi-symbole...
Bref, nous nous trouvons là dans un véritable
tohu-bohu, un chassé-croisé d'identités, de
désirs, de rôles et de souffrances dont le sujet
essaie de se tirer par la contrainte ludique, en
mimant les imitations, mais toujours dans une
errance sans fin, en prenant les apparences pour
du concret, pour se heurter de plus en plus fort
aux dures réalités de sa propre évolution monosexuée, biologique et anatomique, et au renfer-

mement normatif social et culturel. La transgression est autant impossible qu'elle est impérative, elle est appel à l'autre et rend l'attention
de l'autre impossible. Le discours androgyne est
inaudible, même si, pratiqué, il est un fait. Ce
fait rejette un peu plus le sujet dans l' « anor-
mal ». Son obligation pulsionnelle d'abolir la
distance qui s'est créée en lui l'éloigne en même
temps de la moindre stabilité affective duelle
Ce faisant, sa visée devient quand même illusoire, car le principe de réalité n'est pas la
dualité mais la brisure, ce qui enlève bien du
poids au principe de plaisir (même si la déchirure est elle-même source de richesse et permet
un investissement « extraordinaire » de la réalité du plaisir !). Mais, dans la mesure même où
il vit et ne se suicide pas, ce sujet est dans
l'obligation d'inventer sa dynamique de vie,
notamment de vie sexuelle. Cette obligation est
impulsive et compulsive, car l'urgence implique
une impossibilité d'intériorisation du catalogue
des interdits (nous l'avons déjà signalé à propos
de la démesure dans la répétition et de la
prolongation de la masturbation, par exemple),
et va de pair avec la multiplication de raptus
d'affects et autres passages à l'acte d'apparence
souvent incohérente et « amoraux ». Il faut
constamment que le sujet s'autorise une satisfaction ou une punition appropriées à ce qu'il
perçoit de son désir.

Son désir est d'abord et avant tout la permanence obsessionnelle du faire face au manque,

et plus le manque sera grand (rappelons l'existence de toutes les situations intermédiaires entre une béance quasi totale et de minuscules brisures), plus le plaisir unitaire sera instantanément énorme, mais également, plus le sera la « descente » vers le manque. Dans ce cadre, la demande androgyne devient presque mythique, comme la clef pour un paradis, et la répétition du besoin androgyne un mode de vie qui dépasse l'ambivalence sexuelle de l'adolescence, même si parfois elle se pare de l'alibi de la prostitution pour se permettre d'exister. En ayant une conduite androgyne, en empruntant au travestisme certains de ses traits, le sujet tente là encore d'annuler l'impossible. On retrouvera chez le toxicomane avéré le même phénomène de cumulation d'expériences, notamment dans l'essai comparatif de toutes les drogues pour annuler au plus près la faille qui persiste dans le plus fort des flashes et la plus intense des planètes. A la limite, la démarche androgyne du sujet transcende la sexualité utilisée pour atteindre à un « ailleurs » qui lui permettrait de trouver ce qu'il n'est pas — et qu'il croit avoir été —, espérant constamment, avec une surprenante naïveté, que quelque chose de réellement inouï se passe.

Contraste de toujours entre l'importance de l'hallucination illusionnée de l'imaginaire et la pauvreté du réel : cet état permanent de poursuite va caractériser le sujet dont le but est « ce tout complet » dont parle Jean Lébis, qui cherche à jouir de soi pour vérifier la réalité de l'autarcie unitaire, mais dont la référence ne peut être que sexuelle, ce qui en indique les limites; car il y a certes à chaque fois annulation des tensions et ébauche de solutions, mais dans la scansion et dans l'acmé, avec un rapport au temps insuffisant pour que s'inscrive dans la mémoire une véritable reconnaissance (au double sens de gratitude, ce qui permettrait une relation affective duelle, et d'identification). Ce qui n'est donc pas suffisant pour annuler la souffrance, laquelle n'est pas liée à tel ou tel avatar existentiel, mais s'inscrit dans l'enfance du sujet — bien plus que dans l'*a priori* ontologique de toute condition humaine —, dont le fondement est pluriel et dont la guérison ne peut relever d'une seule dynamique sexuelle ni de la seule satisfaction du désir. La détermination sexuelle du sujet lui apparaît comme dérisoire par rapport à toutes les indéterminations dont il est porteur. Ce n'est qu'un repère contestable, tant les autres repères, dans le temps et l'espace, s'avèrent chaotiques, incohérents, contradictoires : la réalité du plaisir n'aboutissant jamais, en fin de compte, au plaisir de la réalité. Ce serait somme toute banal si le principe d'insuffisance commun à tous les hommes n'avait ici un vécu si démesuré, si amplifié. Il n'y a pas ambivalence du désir, mais incertitude du désir, comme si le fixisme de la détermination sexuelle cachait quelque part un piège, quelque chose à payer plus tard au prix fort, comme tout ce qu'il a ou aura à payer tout au long de sa vie. Et d'abord l'ambivalence hyperprotectrice et rejetante de la mère, et son corollaire : l'absence de protection paternelle.

Le désir n'est pas affublé uniquement d'un signe + vers le tropisme du plaisir, il est désir de guérison ou de réparation. C'est la place du désir, plus que celle du plaisir, qui s'inscrit dans notre contexte problématique. L'atmosphère même de ce que, faute de mieux, on appelle ainsi désir et qui se situe plus exactement entre le désir et le besoin, est en soi curieuse, apurée au plus près de l'affectif sexuel (ou, si l'on préfère, du sexuel-affectif) ; ce qui y domine est, nous l'avons déjà dit, la frénésie de la recherche (dont on ne saisit le sens que si on l'assimile à la frénésie de la recherche d'identité). D'où la subtilité de la modification du rythme et de la mélodie d'une telle recherche au fur et à mesure des reviviscences de la brisure, ou de la rencontre de miroirs (l'être « aimé », par exemple) qui ne renvoient qu'une image morcelée.

A l'objet de la « passion », on demande toujours plus, et plus jusqu'à l'impossible qui provoque le rejet et rouvre les fissures. C'est alors le déterminisme sexuel qui en est rendu responsable, et, à un degré supplémentaire, toute la sexualité (dira-t-on assez le soulagement du toxicomane lorsqu'il affirme qu' « avec la poudre, tout *cela* ne l'intéresse plus »), car même hyperactif sexuellement, le sujet demeure cet être qui ne coïncide pas avec un lui-même qu'il n'a fait qu'entr'apercevoir.

A la limite, le désir sexuel peut même être extraordinairement satisfait sans que, pour autant, l'insatisfaction fondamentale et archaïque disparaisse. Et ce, d'autant moins que la jouissance n'est que l'approche et l'esquisse de l'instantanéité où se situait l'entr'aperçu de l'identité, et qu'avec la duplicité androgyne il s'agit d'une double esquisse, l'une faisant douter de l'autre comme solution globale : le mieux étant ainsi devenu l'ennemi du bien, et le simulacre d'unité, une nouvelle duperie. Car si la pratique de ce simulacre reste un « faute-de-mieux » qui assure une certaine orthopédie de vie au sujet, et un compromis avec l'adaptabilité normative, un tel compromis est ici particulièrement instable, en fonction des bouleversements constants de la dynamique psychique du sujet qui ne laisse pas, nous l'avons dit, se mettre ne place une organisation structurelle de base solide. Le Moi illusionné androgyne a aussi pour fonction de réactiver à tout instant cette instabilité, puisque, par ses propres forces, l'équilibre s'avère impossible — sauf l'équilibre psycho-pathologique grave —, ce dont le sujet, à la différence du psychotique, a constamment conscience.

Ainsi le Moi androgyne est certes une duperie, mais il est contradictoirement fonctionnel : au niveau de l'idéal du Moi, il entraîne la possibilité d'un *exit* au narcissisme libidinal ; au niveau du corps, il approche la réalité psychique par l'association bisexuée ; au niveau du dynamisme vécu, la recherche qu'il entraîne l'empêche de s'affoler devant l'absence d'identité de base et de s'ancrer dans une position psychiatrique, l'absence de refoulement des pulsions gênantes servant d'antidote à l'angoisse et aux conflits internes du Moi. L'alibi mégalomaniaque qu'une telle vision et une telle pratique autorisent devient rempart à son tour, ne serait-ce que par la vitesse tourbillonnante des passages à l'acte, devant le face-à-face avec la mort qu'impliquent les failles du miroir. La labilité structurelle qui, pour tout autre, constituerait un danger grave, devient ici une possibilité de vie et d'adaptation, même si le prix à payer en symptômes est exagéré autant que spectaculaire, davantage peut-être, au demeurant, pour la convivialité que pour le sujet lui-même qui trouve dans sa démarche la moins mauvaise adéquation possible, même si l'angoisse de non-être la rend interminablement douloureuse.

Notons que s'il s'agit *in fine* de l'angoisse de mort, il semble que celle-ci serait relativement soulageante, indiquant en quelque sorte la finalité d'une vie, alors que s'interpose devant elle cette angoisse protéiforme de finitude inachevée, d'une interrogation d'être sans trêve ni repos, qui ne permet ni à Eros ni à Thanatos de jouer leur rôle et qui les dissocie davantage que dans toute normalité ou pathologie mentale. D'une certaine manière, si le sujet parvenait à l'angoisse de mort, il serait soulagé : ce qu'il ressent bien souvent en multipliant, avant la drogue ou après la lune de miel, les tentatives de suicide avec une sorte d'escalade scandée des modalités et de la répétition, comme s'il y avait là une véritable toxicomanie de la tentative qui pouvait apaiser le Moloch de l'angoisse tout en se manifestant au sommet même de cette angoisse. Le sujet se comporte comme s'il s'agissait bien de cela, tout en sachant et en reconnaissant, entre deux tentatives, qu'il s'agit en fait d'une tout autre souffrance qu'il ne peut réellement définir ni identifier, substituant l'une à l'autre presque comme un critère de normalité. En ce sens, la pulsion de mort se situe ici au même niveau, à la même place que la pulsion sexuelle : l'une et l'autre indispensables, mais insuffisantes à définir et à créer la complétude face à une pulsion de vie toute-puissante mais toute-morcelée, et qui, en raison même de ce morcellement, source et moteur d'un dynamisme psychique propre, mène le jeu.

Dans ce schéma, l'hallucination illusionnée androgyne a le mérite (et donne le bénéfice) d'indiquer une passe qui permet tant soit peu la restauration d'un état antérieur qui se rapproche au plus près de l'instantanéité de la brisure. L'illusion réside dans le fait de se faire croire que cet état serait identique à l'autre et qu'il serait possible, par une praxis, de régresser et d'annuler tout traumatisme — illusion entretenue par le désir, mais qui est, répétons-le, un leurre, car la « petite mort » de l'orgasme ne permet jamais d'annuler complètement le manque, d'autant moins que la duplicité androgyne et sa répétition laissent vacante une place de l'autre, et que tout travail de sublimation (que permettrait par exemple une passion) est rendu compliqué et incomplet par cette dualité de l'objet du désir et de la propre biface du sujet. Le vécu phénoménologique de l'androgynie approche au plus près la compensation de l'insatisfaction, mais, par son retournement, crée à son tour une insatisfaction plus radicale encore. Aussi, à la différence du désir hétéro ou homosexuel, étranger par définition à la volonté ou à l'intelligibilité du sujet, le désir androgyne est-il, au moins partiellement, volontariste, en transgression organisée, comme le sera le geste de se faire l'amour à soi-même en s'injectant dans la veine le produit d'une seringue. Il est désir du désir qui mettra fin à son angoisse.

Comme si l'on pouvait mettre fin à l'interminable ! Comme si le volontarisme pouvait triompher de l'impossible ! Alors qu'une telle dislocation impose à l'évidence une construction orthopédique lente et intime et que, par exemple, l'androgynie n'est pas à la fois des deux sexes — ce qui serait un bénéfice définitif — mais n'est ni l'un ni l'autre, et donc inommée ou monstrueuse (autistique ou hermaphrodite !), ce qui va totalement à l'encontre du but recherché. En aucun cas la confrontation à un double objet autre ne permet plus de plaisir fusionnel et totalitaire qu'avec un seul, et en aucun cas la pratique de l'androgynie n'évite donc l'épreuve du manque ni ne permet la construction d'une unité. Chaque satisfaction ponctuelle est connotée d'une insatisfaction tout aussi ponctuelle, car elle porte en soi son propre négatif.

C'est dans cette dialectique du plaisir et du manque, ou plutôt dans ce concubinage, que la pratique du sujet crée, nous l'avons vu, une succession d'équilibres relativement satisfaisants et de dépressions impressionnantes. Car la pratique androgyne, à la différence de la drogue, n'est pas un plaisir solitaire ; le bi-autre renvoie au sujet une foule d'exigences et d'images dans le miroir qui ne laissent pas de raviver son éternelle blessure. Le désir d'être désiré de tout autre laisse sourdre très rapidement l'angoisse du sujet : il ne peut totalement s'investir dans une telle demande qui l'amputerait dynamiquement d'une moitié de lui-même. Le sujet est trop habitué, ne serait-ce que dans sa famille, à une telle démarche pour ne pas se méfier de la haine et de la violence qu'elle peut engendrer de sa part. La reviviscence de l'insécurité et de l'angoisse se paie là aussi par la dépression, ou par la fuite en avant d'une excitation d'apparence maniaque (nous avons expliqué, dans « l'Enfance du toxicomane », le côté nécessairement parcellaire des manifestations psychiatriques du sujet). La praxis est à la fois ce qui, dans cette période de l'histoire du sujet, répond le mieux à ses exigences, permet de faire dériver son utopie d'identité, et sera donc maintenue, et ce qui renforce son angoisse constitutive, quelle que soit la façon dont il construira psychiquement l'hallucination illusionnée androgyne qu'il désire — parce qu'il n'y a pas épuisement du manque archaïque et qu'à son tour l'objet du désir peut devenir carnivoresque et cavernicolique, comme l'est le système familial pour l'Idiot de la famille!

Cette délégation à une pratique aux fins d'assumer la totalité de son « être », pour frustrante qu'elle soit, devient un mode d'être au monde qui rabote quelque peu les droits de l'imaginaire. Celui-ci n'est autorisé à fonctionner que dans les limites étroites compatibles avec la succession des passages à l'acte et de l'hallucination-illusionnée ; les champs de l'imaginaire ne peuvent se déployer ni devenir les parts constitutives d'un faux Moi : toute vie affectivo-imaginaire est soumise à rude épreuve par la succession des événements qui ne laissent debout que des lambeaux mégalomaniaques ou mélancoliques de la mémoire du sujet. L'aspect narcissique du traumatisme initial est transposé dans cette poursuite « du tout, tout de suite, maintenant pour moi », qui devient moteur de vie. Il y aura certes épuisement fonctionnel de cette pratique pseudo-adaptative impropre à son but; mais, dans la mesure même où perdurent les excitations du corps, s'installe un certain automatisme de la répétition, même quelque peu désillusionnée, puisque le but sexuel, s'il est atteint (ce qui n'est évidemment pas toujours le cas), n'emporte pas l'intime conviction du sujet quant à son identité : la pratique dont nous parlons, en effet, ne règle pas cette question par le fantasme d'identification à l'autre, comme dans toute relation amoureuse, ni ne permet suffisamment longtemps le fantasme d'incorporation de l'autre. En aucun cas il ne pourra y avoir réintégration de soi par cette seule pratique, ce que le sujet apprendra aussi à ses dépens avec le produit lorsqu'il deviendra toxicomane.

Le tragique de la brisure intervient donc toujours, et toujours il interfère avec tout ce qui pourrait être approche la plus intime de l'unité ; au point que le sujet peut en venir à élaborer, comme nous l'avons déjà vu, une pratique de mort, la mort apparaissant comme la seule issue au principe d'identité que même le mime androgyne ne permet pas d'atteindre. Le désir de mort du sujet procède de la même ambiguïté que le mythe androgyne : recréer l'unité et/ou annuler la souffrance de la brisure ; mais, à la différence de ce qu'il en est chez l'homme quelconque, le désir de mort est ici désaveu radical de la vie, il désavoue jusqu'à l'érotisme et la sexualité dont le sujet vient d'enregistrer l'échec, et jusqu'à la transgression la plus jusqu'au-boutiste qui soit, laquelle ne réussit pas à transcender le principe de réalité du sujet. La fusion avec le bi-autre, tentée jusqu'à l'extrême limite par le sujet, débouche en fin de compte sur l'impossible, et le désir de mort n'est pas désir d'aboutissement à l'unité, mais constat douloureux d'un échec insupportable, invivable. Comme le dit, à la suite de Lucrèce, Michel Serres : « L'enfer est ici-même », et « l'enfer, c'est nous-mêmes ». En ce sens, la bisexualité n'a pas plus de raison d'être que la multisexualité qui sera souvent l'objet du fantasme du toxicomane. Il ne lui sert à rien de reculer les limites dans le champ du plaisir (d'où d'ailleurs le primat donné par ceux qui la connaissent à l'héroïne, car le plaisir que celle-ci procure est plutôt un « a-plaisir » archaïque et sirupeux !), car au traumatisme ontologique de sa naissance — compensé, comme pour tout homme, par le développement psychique et physique, l'évacuation par le désir sexuel des pulsions — s'ajoute la catastrophe du stade du miroir brisé, cassure dont l'archaïsme épars est tel que les modes de réparation sont toujours ou trop raffinés ou trop réducteurs.

Dès lors, c'est le flirt avec Thanatos qui risque de devenir moteur de pratiques, avec le côté à la fois ludique et démesuré que nous connaissons bien, dans un mélange complexe de passages à l'acte suicidaires, androgynes et toxicomaniaques oscillant de l'un à l'autre avec une déréliction exquise et pathétique, provocation amorale et appel d'amour terrible et boulimique. (On notera au passage l'obsession de ne pas grossir des femmes toxicomanes, comme si prendre du

poids était le symbole d'une grossesse monstrueuse, signe d'acceptation de la condition de
vie maternelle.) Le ludisme avec la mort, lorsque la promesse androgyne se dérobe elle aussi,
devient paradoxalement la dernière tentative
de vie du sujet, l'ultime affrontement de la
tentative d'être Un et du renoncement qui ne
laissera place, en cas d'échec ou d'irrésolution,
qu'à « la souffrance du sujet désintoxiqué ».

Cette souffrance entre en scène quand toutes
les tentatives exaspérées d'achever l'être, quand
tous les leurres seront mis hors-jeu dans la
longue prise de conscience du sujet et dans
l'acceptation plus ou moins résignée, assortie de
plus ou moins de soubresauts, de l'insuffisance
de l'être dans et par le manque, qui ouvrent
peut-être la voie à une cicatrisation par la
parole. La tentative androgyne est un avatar
démenti de l'éternelle tentative-tentation de
l'homme pour se situer en démiurge dès lors
que son destin propre se trouve brimé dans la
finitude de son non-fini. Mais on aurait bien
tort, comme pour la drogue elle-même, de n'y
voir qu'un avatar négatif ou artificiel. Tout être
humain possède en lui une organisation et un
symbolisme bisexuels. La souffrance du futur
toxicomane ne lui fait peut-être que précéder et
entr'ouvrir en pionnier l'exploration d'issues
déjà plus ou moins refoulées dans l'inconscient
collectif et dans son propre développement
onto-phylogénique. Il en est de la toxicomanie
comme de l'androgynie : c'est peut-être cette

rencontre et cette utilisation démesurée de la souffrance et de ces explorations qui en font cet être pathologique monstrueux, aujourd'hui inacceptable, mais qui n'en force pas moins quelque peu le destin encore embryonnaire de l'homme, créant une brèche dans le « Tout » structurel d'apparence si immuable et rejoignant en cela ces grands mythes de l'humanité dont la clinique nous apprend à chaque pas qu'ils ne sont pas gratuits.

Ainsi l'androgynie refoulée et interdite par l'accord de la loi sociale et du déterminisme sexuel (alors que son existence n'est guère contestée dans la biologie de tout être) émerge ici dans la douleur, mais témoigne justement par cette émergence d'une instance dynamique latente chez l'homme. Cette instance revêt de l'importance dans le contrat social actuel où, pour des raisons multiples, la virilité de l'homme est interpellée, où il lui arrive d'être vécu comme incapable de faire jouir la mère (schéma très souvent retrouvé dans les antécédents familiaux du futur toxicomane). Elle est démesurée chez le futur toxicomane, mais il convient peut-être de ne pas mésestimer, chez tout homme, cette aspiration inquiète « archaïque », bien plus motrice qu'on ne le suspecte généralement dans la libido humaine. Quant à ses possibilités de faire bouger les limites de l'humaine condition, est-elle davantage une illusion que l'effet d'une poudre inerte qu'on s'injecte dans la veine et qui modifie tout le psychisme et la réalité du plaisir ?

Le toxicomane a des exigences totalitaires qui le rendent insupportable, mais, tout en gardant raison, on ne peut ne pas s'interroger sur tout ce qu'il indique et révèle au-delà du « pathologique » et du « normal ».

juillet-août 1982.

V

Souffrance du sujet désintoxiqué

> « Ne plus vouloir être tout est tout mettre en cause. N'importe qui, sournoisement, voulant éviter de souffrir, se confond avec le tout de l'Univers, juge de chaque chose comme s'il l'était, de la même façon qu'il imagine au fond ne jamais mourir. Ces illusions nuageuses, nous les recevons avec la vie comme un narcotique... Mais qu'en est-il de nous quand, désintoxiqués, nous apprenons ce que nous sommes ? »
>
> Georges Bataille,
> *L'Expérience intérieure.*

C'est le destin du toxicomane que cet ouvrage interroge : avant et après l'indissoluble duo avec le produit, avant et après la lune de miel qui l'autorise à être tout. Ce destin dépasse la misérable condition de tel ou tel individu et sa propre aventure, parce qu'elle touche aux fondements et aux inconnues de la condition humaine. Il est matière à clinique, mais il la dépasse pour conduire à une réflexion métaphilosophique et métapsychologique. Sa souffrance emporte le sujet dans une aventure qui le transcende. Cette aventure-là échoue pour de multiples raisons que nous avons tenté d'analyser dans ce livre.

Voici maintenant le même sujet qui s'essaie à réintégrer cette misérable condition humaine, à vouloir devenir l'homme quelconque, sans mémoire, qui revendique le droit à la normalité. Tragique illusion, car la boucle finale de ce destin prométhéen est une autre aventure, la plus dramatique, la plus censurée, qui laisse hagards et pantelants tous ceux qui, au nom de la loi et de l'ordre, mais aussi du chagrin et de la pitié, ont accompagné le toxicomane jusqu'à ce qu'on appelle la désintoxication. (Ne nous leurrons pas trop, cependant : cet accompagnement aurait été impossible si l'illusion chimique, la double — celle de l'illégalité et celle de la thérapeutique —, avait encore été opératoire !)

Cette aventure, c'est celle de la souffrance, s'avouant, du sujet désintoxiqué. Alors le toxicomane est le plus nu des hommes, sans autre existence que celle qui se traîne, sans autre recours que le renoncement. Son corps et son psychisme crient au secours dans une désespérance sans fin, et crient aussi une insatiable faim, une mémoire impitoyable.

Tour à tour, la mémoire du plaisir cède la place à la mémoire du manque, et vice versa, et se crée ainsi le temps du sujet désintoxiqué, temps où il n'est rien qu'attente meurtrie, blessée, écorchée, ne trouvant nulle part ni avec nulle personne sa place, n'espérant que le seul apaisement de cette souffrance, la fin de cette attente, vécus comme le seul Nirvâna possible. Mais aussi avec le sentiment terrible qu'il est fautif et que la faute est le manque — ce en quoi son destin risque d'être définitivement irréductible à celui de l'homme quelconque, du moins tant qu'il sera travaillé par sa profonde division intérieure ou aura l'intime conviction que, quoi qu'il fasse, celle-ci restera inéluctable.

En fait, c'est le néant du son statut social qui le pousse à se transformer, alors que son psychisme le désigne comme isolé, étranger à ce qui n'est pas lui et qui n'est que chaos, larmes, douleurs et regrets. Car, plus que jamais, dès la désintoxication, c'est son identité qui le fuit et qui s'échappe — écartelée entre une béance plus présente que jamais, la mémoire du plaisir et de la fusion, et le savoir anxieux qu'il n'est plus possible d'aller plus loin.

Signe et marque de cette souffrance est la nuit, précédée de ce temps mort et lourd qu'est la soirée, à l'heure habituelle où se mettait en place le rituel compulsif de la recherche du produit et de la relation sado-masochiste avec le trafiquant, le *dealer*. La nuit du toxicomane désintoxiqué est un cauchemar éveillé et un combat vigile, même lorsque, abruti par les calmants, il donne l'illusion du sommeil. Il ne sait plus comment s'appellent les choses : guérison, normalité, souffrance, désir, mais ces choses innomées s'affrontent avec les monstres de son incomplétude, les terreurs de la déchirure, le prix à payer du plaisir. Tout ce qui avait été mis entre parenthèses de ses apprentissages infantiles, tout ce qui avait été masqué par le duo indissoluble « toxicomane ⇆ produit », réapparaît massivement, avec pour circonstances aggravantes que le temps vécu s'est déroulé, que le développement biologique a suivi son cours normal, avec ses avatars pathologiques. C'est le temps et le champ des débâcles de tous les mécanismes pseudo-adaptatifs qui prennent alors toute la place, et le discours du sujet est pathétique qui clame à la fois le désir d'une normalité et l'impossibilité de cette normalité.

Il faut bien se rendre compte que ce nouveau statut est tout aussi spécifique que l'est celui du toxicomane. Entre le statut du toxicomane et celui du sujet « désintoxiqué », il y a plus qu'une frontière, il y a naissance d'une autre spécificité. Le sujet forme avec sa souffrance un nouveau duo aussi indissoluble que l'était le précédent. Sa propre perception de son statut, de son présent et de son avenir, en est gravement et constamment affectée, sans que, vue de l'extérieur, cette perception puisse être aujourd'hui correctement conceptualisée, non seulement par quelqu'un qui n'est pas toxicomane, mais encore par quelqu'un qui n'a pas suffisamment intégré les données que nous avons essayé de cerner, notamment ces notions d'atmosphère, de chaleur, de vitesse des phénomènes psychiques, d'intensité de leur vécu.

Il ne s'agit pas seulement ici d'expérience subjective, ou de finesse d'approche phénoménologique, il s'agit de conceptualiser, avec d'autres outils théoriques que ceux légués par la clinique actuelle, toute une série d'interactions complexes, distordues et contradictoires, sans véritables références logiques et linéaires (notamment de causalité), où interviennent en proportions impossibles à définir le volontarisme, l'imaginaire, l'émotion, le deuil, la mémoire, mais également d'innombrables modifications neuroniques dont on commence à entr'apercevoir ce qu'elles peuvent être avec la découverte des récepteurs spécifiques et non spécifiques des endorphines.

Toute se passe comme si le sujet désintoxiqué était obligé de redistribuer ses informations dans un climat de guerre civile intérieure, de grand chambardement, la nouvelle obéissance aux trois dimensions de la loi — imaginaire, symbolique et réelle — relevant plus d'une tentative d'explication proche de la méthode Coué ou de l'autocritique stalinienne que d'une révélation intime et d'une adhésion affective. Le sujet passe son temps à chercher le sens caché de ce choix qu'on lui présente comme seul possible et raisonnable, et qu'il paie d'un prix de souffrance inouï. Sa recherche hagarde et titubante englobe son dessein et son destin. La présence permanente de la douleur et de la souffrance, et le dévoilement (jusque-là masqué par le produit) de ce qu'il a déjà souffert, le conduisent aux acceptations masochistes et aliénantes (d'où le succès des innombrables gourous qui vendent leur propre relation de dépendance contre la dépendance vis-à-vis du produit), car tout discours ou tout silence thérapeutique apparaît comme épuré, nettoyé, à côté de la plaque par rapport à l'indicible — indicible d'autant plus énorme qu'il est ressenti comme honteux et que le sujet a et est constamment culpabilisé par rapport à lui.

Il existe ainsi, dans la relation du toxicomane à tout autre, une parole et un affect interdits. Toute relation devient biaisée par la ruse, parce que seule de toutes les souffrances, celle-ci est interdite par une connotation moralisante. Seul le passage à l'acte « rechute » ou « suicide » peut s'avérer le survivant d'une communication cassée, le signal-symptôme de la persécution que le sujet subit (on ne peut pas guérir un toxicomane si on n'affronte pas cet incontournable obstacle, si l'on triche avec lui). Il faut admettre cette redescente dans l'enfer et en faire quelque chose de l'ordre d'une activité législatrice par consentement mutuel. Mais, avant d'en arriver là, il faut au thérapeute la volonté d'abandonner sa toute-puissance thérapeutique, celle de se montrer aussi nu que le sujet devant une telle souffrance. C'est la seule voie d'accès à l'élaboration d'une loi qui sera renoncement de part et d'autre : pour le thérapeute, à son désir mégalomaniaque de guérison et de normalité vis-à-vis du patient, à son désir de conférer une rationalité transparente à une démarche qui participe en quelque sorte d'une ascèse renonciatrice, qui laisse « quelque part » un fond glauque et sans transparence aucune. Acceptant en cela la coexistence du sens et de l'insensé, du stable et de l'instable, du miroir et de sa brisure.

Sans leurre aucun : car les forces qui travaillent à détruire de tels compromis sont immenses et trouvent chez le sujet et chez le thérapeute, mais aussi partout ailleurs, d'innombrables complicités. Le principal obstacle est le concept de normalité, de similitude à autrui, qui, insensiblement, entre partout et rejette le sujet dans son isolement, tant il est partagé entre la conscience d'une réalité extérieure, tumultueuse et exigeante, et d'une réalité intérieure non moins tumultueuse, encore plus déchirante, et tant, dans le tempo mélancolique qu'il vit, la conscience de la mort apparaît comme seule libératrice, la désintoxication comme une agonie qui fait son œuvre.

C'est face à cela que tous les moyens manquent et s'épuisent, et que le thérapeute n'ose s'avouer aussi infirme que l'est le sujet devant la connaissance de l'inconnu.

La tentation est grande, pour l'un et l'autre, d'y substituer le seul équivalent qui réveille encore les sens : le sado-masochisme, l'obligation de la douleur qui deviendra caricature du plaisir. Alors la nuit n'est plus cette horrible blessure de la pensée, mais le repos mérité de l'esclave, et le corps, qui était transformé en un esprit démoniaque, ne cherche plus à se représenter ni le bien ni le mal, mais à être apaisé par et dans les exigences du maître. L'œil devient inutile à la vision, puisqu'on voit à sa place. Enfin il n'y a plus de vide, puisqu'à nouveau il y a dépendance, dépendance encore plus active qu'avec le produit.

La chose est claire : c'est du manque de dépendance dont souffre le sujet désintoxiqué. Cet homme qui ne dépend plus de rien appréhende la cause de cette absence ! A l'opposé exactement de l'exigence de tout thérapeute honnête qui le veut sujet, lui, face au vide, à la déchirure, ne peut que se vouloir objet.

Tragique méprise, ô combien exploitée par les charlatans et autres tenanciers de centres pour toxicomanes, mais c'est cette fragilité même qui est précieuse et passionnante, parce qu'authentique, et c'est sur cette authenticité que doit et peut se bâtir une loi. Le lieu de la thérapie est déplacé : il ne s'agit pas de détricoter les nœuds de l'indicible, il s'agit d'entrer dans le domaine de *l'opinion* — domaine jusqu'alors considéré comme non scientifique par tous les professionnels. Opinion dans la mesure où, comme le dit Michel-Pierre Edmond, celle-ci « représente ce qui dans le sens échappe au sens », et où il va bien falloir travailler sur ce qui échappe inéluctablement à la raison et à la méthode, et qui, pourtant, est à la fois médiateur et limite, appartient au monde et tient compte de l'Ordre et du désordre du Monde. Opinion qui a à voir avec l'imaginaire, mais qui ne se confond pas avec lui, parce qu'échangée ailleurs que dans le système familial créateur de la brisure et de l'incorporation du désir de la mère dans le corps (alors parcellisé) du sujet. L'opinion sur laquelle travaille le thérapeute est *ici* et *ailleurs,* dans le système et hors de tout système, elle peut être en porte à faux mais elle sonne juste ; elle a à voir avec la loi, parce qu'elle doit emporter l'intime conviction du duo sujet-thérapeute. Aussi cette opinion seule peut-elle entraîner le compromis presque toujours indispensable (même s'il ne s'agit que d'une situation instable et transitoire) avec la perversité qui est, à un moment de son existence, le seul mode d'être au monde possible du toxicomane.

Par rapport à cet enjeu vers lequel la démarche ne s'effectue qu'à pas très lents, le mode d'expression de la souffrance du sujet désintoxiqué surprend, provoque, irrite : tout renvoie au stade de la démesure dont nous avons déjà parlé dans « l'Enfance du Toxicomane », à un discours fou, perverti, à une pratique du quotidien qui défie les meilleures volontés, sans qu'on puisse en déceler les desseins (aussi éparpillés que les morceaux du miroir), et où seuls le regard et l'écoute attentive du thérapeute peuvent déceler des repères matricides, patricides, fratricides ou encore incestueux, qui désespèrent tant le sujet, lui donnent la chair de poule devant l'inexorabilité de son destin.

Mais la situation n'est-elle pas que la souffrance peut être un cas de figure comme celui que décrit Wittgenstein : « Un chien pourrait apprendre à courir vers N à l'appel " N " et vers M à l'appel " M ", mais saurait-il pour cela comment ces gens s'appellent ? » C'est-à-dire, autant que la résurgence des lambeaux meurtris de sa propre ontogenèse, l'enclenchement du processus de désidentification absurde, parcellisé, en flash-back, qui lui est propre et qu'il ne comprend pas, qui engendre la haine qu'il a de lui-même, faisant de ce sujet un homme qui n'en peut plus d'être (d'où la triade des issues a ce stade : suicide, déchéance, dépendance masochiste) et qui ne trouve aucun repos. Sa lutte est sans trêve entre son désir conscient de faire ce qu'il *faut* faire, et son désir inconscient de se faire emporter par tous les fantasmes d'un imaginaire qu'il a su tant et tant de fois manipuler, hier dans la dimension du plaisir, aujourd'hui dans la dimension de la douleur Seule l'opinion peut s'adresser à ce double aspect conscient et inconscient et ne pas reculer devant toutes sortes de contradictions et de significations apparentes

Bien entendu, il ne s'agit pas d'injecter de l'opinion dans de l'opinion : il n'y aurait alors, au mieux, qu'adhésion momentanée à des idées, comme si l'on pouvait supprimer une souffrance par un savoir ! Non, il s'agit, à un moment donné de l'histoire du sujet, d'enfoncer un coin dans des portes closes par l'incommunicabilité des vraies raisons de la souffrance (censurées à la fois par le sujet et par toute organisation thérapeutique), pour que puisse faire irruption, dans et par une relation pervertie (peut-être devrait-on parler à ce stade de psychothérapie perverse), d'une part, l'être de l'étant, d'autre part, le signifiant du signifié, et pour que puisse prendre peu à peu le pouvoir une relation thérapeutique beaucoup plus « à distance ». L'art du thérapeute, en fait intraduisible par l'écrit, consiste en quelque sorte à fournir une immunisation contre l'intensité de l'affect douloureux lui-même, intensité qui, en elle-même, engendre la peur quasi animale du sujet : peur de tout et de tous, peur devant tout et tous, et qui l'incite à la rechute ou au suicide ; peur qui incite le sujet à faire peur aux autres pour cesser, lui, d'avoir peur ; peur qui se situe dans le présent, mais avec une énorme participation rétroactive que le sujet entr'aperçoit mais n'arrive pas à identifier, dont l'état originaire remonte à la brisure et dont il pressent que le sens originaire (donc sa solution) risque de lui échapper à jamais, alors qu'il y a nécessité vitale de donner sens à son existence.

Pour pouvoir régler les problèmes ainsi posés dans le domaine du réel, du symbolique et de l'imaginaire, et surmonter la peur (ou l'intensité de la peur), donc renoncer aux relations de dépendance (seuls remparts efficients contre la peur et la souffrance), le sujet a besoin de *partager*, et pas seulement de comprendre, plus particulièrement de partager ses fantasmes. Encore une fois, c'est ce qu'ont compris certains « tenanciers » de centres thérapeutiques qui font semblant de partager pour mieux exploiter, alors qu'il s'agit uniquement d'un stade où l'on peut, grâce au partage, transformer le contenu fantasmatique terrorisant en un contenu symbolique plus acceptable pour le réel, et donc permettre au sujet de faire face aux pressions insupportables de son inconscient. En lieu et place de la dépendance à la souffrance, ce partage basé sur un semi-acquiescement ouvre de nouvelles dimensions à l'imaginaire en action du toxicomane, ne serait-ce que dans la possibilité entrouverte de séduire le thérapeute. La forme et la structure de la relation lui offrent non pas une suppression de la dépendance, mais la semi-suppression progressive de celle-ci.

L'obstacle majeur à la mise en œuvre d'un tel programme reste l'insatiabilité du sujet, son intolérance démesurée à l'écoulement du temps ; le sujet a beau connaître toutes les limites, rien ne peut l'apaiser, il ne sait pas attendre, car ce qu'il ignore est fondamentalement sa nature intime, ce qui lui appartient, ce qu'il est lui-même, et de cela il n'a aucune expérience propre qui l'inciterait à une quelconque patience. De fait, la souffrance ne peut totalement s'annuler tant que subsiste ce véritable tiers exclu, ou du moins tant qu'on le nie ou fait semblant qu'il est possible de le reconstituer *tel* qu'il existait originellement. Il n'est possible (et légitime) que d'offrir un autre « miroir », une substitution de miroirs, pour que se constitue une sorte de « masque » acceptable à vivre — et il s'agit dans un premier temps, par la perversité de la relation, d'introduire un tiers qui prend la place du produit, donc du tiers exclu.

Mais ce programme a son potentiel intrinsèque de nocivités qui, dans le jeu ambigu de ces pseudo-dévoilements, de ces succédanés, réactivent, à de douloureux instants de lucidité, une souffrance totale. Et il faut savoir que ce jeu dangereux, s'il est mal mené, peut conduire au suicide. Cependant, il n'y a pas d'autre choix face à une personnalité si gravement handicapée qui se trouve aux prises avec un fantastique chaos intérieur, et qui, aux yeux de tout observateur, ne peut réagir que dans un domaine, celui de l'imprévisible, laissant constamment toute la place au hasard de l'événement (social ou psychique).

Cette place, ce hasard de l'événement, qu'il a manipulé avec le produit dans la période de lune de miel comme dans la période où le manque était roi, n'est plus désormais aussi manipulable : à l'issue de ce que l'on appelle la désintoxication, c'est le stade des interrogations réduites et réductrices qui augmentent le désarroi. Par exemple, de la question : « Vais-je ou ne vais-je pas recommencer ? », ou encore : « Si je recommence, est-ce que ce que j'ai fait ou subi a servi à quelque chose ? » L'angoisse gît dans l'incertitude face au désir et au besoin, telle que l'a désignée Patrick Petit. Ce qui a changé chez le sujet désintoxiqué, c'est la place du volontarisme psychique qui, d'impulsif, devient à dominante compulsive, avec angoisse avant le passage à l'acte, puis soulagement, puis culpabilité.

La scène psychique, quelle que soit la manipulation, est envahie par la culpabilité, le sujet a perdu toute la « naïveté » de la période bonne ou mauvaise où il vivait avec le produit, avant toute tentative de désintoxication. Il est entré dans une période de non-amour avec lui-même, mais qui a peu à voir avec le non-amour qu'il ressentait avant la rencontre avec le produit. Il y a perdu l'illusion d'une solution, et s'y ajoute une plus forte intensité du sentiment de son être inconnu. Il sait maintenant que le hasard de l'événement ne peut se situer qu'en de telles limites, accueillant ainsi avec un scepticisme pessimiste et douloureux les productions que son imaginaire essaie encore de lui fournir en remplacement et qui, plus jamais, ne combleront l'écart entre ce qui se fait et se dit et ce qui se sent et se ressent. En un mot, il sait qu'il ne « guérira » pas comme on « guérit » d'une maladie. Encore une fois, le statut qui lui est octroyé par les autres ne lui convient pas, ne coïncide en rien avec ce qu'il sent de lui-même : malade il l'est, ne serait-ce que par la souffrance, mais il n'est pas que cela, il revient d'un véritable voyage dont on conteste et la réalité et la valeur, dont on ne connaît ni la chaleur ni le plaisir.

Dans sa situation particulière, tout se passe comme si chacun lui déniait la moindre compétence, non pas sur son destin, mais sur son statut et son expérience. Comme s'il ne possédait aucune légitimité. Il n'a droit qu'à la censure et au paraître, ce qui renforce sa souffrance dans la mesure même où, s'il veut éviter le rejet total, il est contraint à une certaine duplicité. Mais duplicité aussi avec lui-même, car s'il ne mentait pas, sa situation serait invivable. Il se ment tout en étant conscient qu'il se ment, ce qui accroît encore et toujours l'incohérence de cette situation, et donc sa souffrance et son non-amour de lui-même : d'où sa tentation permanente d'égrener des souvenirs d'ancien combattant, parlant encore et toujours de la drogue, dans une évocation qui va de l'exorcisme au rituel, s'interrogeant douloureusement, cherchant à se souvenir si cela a bien été vrai ou si ce n'était que mirage de l'imaginaire, sans pouvoir jamais trouver une conclusion heureuse, sauf à recommencer encore et encore dans la recherche illusoire du paradis perdu. L'agir du toxicomane tend alors à métamorphoser ce réel mauvais en un « réel imaginaire » qui effacerait tout, ou, dans une sorte de pile ou face, à radicaliser sa souffrance, puisqu'il sait maintenant par preuve objective qu'il ne pourra plus recommencer, qu'il ne sera plus jamais « tout, tout de suite et maintenant ». En dehors de ces tentatives d'annulation-vérification, tout lui est inintelligible, non seulement au niveau rationnel mais, ce qui est plus douloureux, dans la sphère intuitive. Il vit en contrôle *feed-back,* comme dans un mauvais film de fiction où le réel devient (mal) l'imaginaire, et vice versa. Même le mode de penser différent, l'approche cinétique autre qu'il avait de la vie psychique, avec le produit, ont cessé d'être opérationnels : à la mémoire, télescopant tout, du plaisir, se substitue (en concurrence) la mémoire de l'état de souffrance, du non-être, de la lenteur de l'approche d'une solution acceptable.

A la place de la satiété (fût-elle minuscule) s'installe, et autrement que sous forme d'illusion, toute une béance, nourrie et de la béance primitive et de l'emmagasinement télescopé de tous les états de manque physique et psychologique qu'il a ressentis et continue de ressentir.

De même que la rencontre avec le produit a fait de lui une sorte de mutant, c'est d'une autre mutation qu'il est en train d'accoucher, qui n'est à vrai dire accessible que par et dans l'expérience du sujet. Lui seul est en position de savoir (avec toutes les réserves que nous avons émises plus haut). Et il sait quelque chose que l'opinion générale ne sait pas (telle sera d'ailleurs sa seule porte de sortie et de vie, que l'acceptation du téléscopage de ces deux mutations et l'organisation d'une vie psychique et sociale autour d'elles).

Mais cette émergence d'un nouveau savoir psychique, véritable accouchement dans la douleur, il ne peut la vérifier ni la contrôler avec personne, car il faudrait, à ce moment-là, abandonner la duplicité qui lui permet de survivre. D'où le rôle irremplaçable d'un thérapeute qui ne soit pas aveuglé par des préjugés normatifs ou/et scientifiques. Avec lui, une certaine partie de la contrainte auto-imposée peut, par et dans la relation, se mettre au moins entre parenthèses, sans qu'il y ait risque de sanction (fût-elle thérapeutique) ; le thérapeute doit réaliser qu'il ne peut pas, par son savoir ou sa technique, compenser ce qu'il considérerait comme une grave déficience, mais au contraire accepter que la cinétique d'une relation mi-complice, mi-perverse, permette au sujet de construire en quelque sorte un nouvel édifice psychique plus ou moins solide. Il faut oser le dire : il y a quelque chose de magique, de charlatanesque, en tout cas de non scientifique dans un tel type de relation. Magie qui tente de se substituer à celle procurée par le produit et où l'imaginaire relationnel, bien que réducteur, prend en partie la place du rêve éveillé induit par la drogue. Magie qui permet à la fois d'échapper à la réalité et de prendre contact avec elle, et de commencer l'apprentissage d'une certaine maîtrise du réel, donc d'une certaine sécurité, pour lui-même et pour ce qu'il est, compte tenu de l'écartèlement chaotique de sa mémoire et de sa cinétique psychique.

Les commandements imposés par la relation avec un thérapeute sont ainsi atténués et rendus plus acceptables par l'atmosphère et la mélodie d'une telle relation. Celles-ci permettent d'en sublimer les mauvais « côtés », et, partant, d'accepter peu à peu la cruauté de la relation au réel : la cruauté de la haine que le sujet a pour lui et pour les autres. Cette succession de petites victoires lui permet d'espérer qu'un jour il sortira victorieux du combat qu'il a entrepris... et l'espoir fait vivre ! Ce qui serait en soi une escroquerie si ne s'y ajoutait pas, au su et à l'insu des principaux intéressés (le sujet et son thérapeute), un phénomène plus ou moins insidieux et accéléré d'inclusion du réel et d'exclusion du mythe « drogue » dans le psychisme du sujet.

Nous voici en effet à une nouvelle étape du processus : de chaotique et désespérée, la souffrance du sujet désintoxiqué s'institulionnalise en quelque sorte. Elle participe, mais plus tout à fait comme un tout exclusif, du nouveau statut du toxicomane. De même que le produit, la souffrance perd aussi son exclusivité, sa toute-puissance. La force de ce processus dépasse toute alternative. Elle est inéluctable dès lors que le sujet renonce à sa mort. Mais, en raison même de la jouissance du sujet dans et par la souffrance (seul univers qui le fasse exister quelque peu), celui-ci, dans un mouvement en retour, va utiliser toute sa duplicité envers lui-même pour freiner et tenter d'annuler le double mécanisme d'inclusion et d'exclusion qui le menace. D'autres conflits naissent dans le psychisme, qui sont incoercibles et entraînent tant de passages à l'acte pour les rendre encore plus insurmontables. Conflits qui incluent et excluent dans un redoutable remue-ménage les divers composants de l'enjeu psychique : mémoire du plaisir et de la mort, téléscopage des passages à l'acte et des périodes d'hibernation, plaisir de la douleur et douleur du désir, divinisation du besoin et rupture du besoin de répétition, interrogation sur l'évanescence de la fumée et la solidité du cristal... Conflits qui, aujourd'hui, se mesurent à l'aune de la relation thérapeutique, contre-poids réel mais transcendé à l'indivision du tout psychique tiraillé entre un imaginaire tout-puissant et en déroute et un symbolique qui n'y trouve pas son compte. Le sujet acquiert peu à peu le pouvoir de construire son monde, lequel n'est pas celui, aseptique, d'une soi-disant normalité qui renierait tout son passé et tout son acquis, mais qui cesse d'être suspect pour lui-même.

Comme tout ce qui relève de l'artisanat (et même de l'art), ce frayage d'une existence possible, dans la souffrance et en tenant compte d'elle, implique une démarche spécifique où tout est « dans la manière ». Manière qui doit séduire et instruire, induire la dépendance et inciter à s'en séparer. Il faut trouver les termes qui touchent la souffrance, la mettent à nu, lui donnent le maximum de signification tout en se gardant bien d'en enlever la part magique qui permet au sujet d'accorder ses sensations, ses sentiments et ses perceptions au monde extérieur. Manière qui permet, sans briser net la démarche, de n'être pas submergé par la demande boulimique du sujet qui risque fort d'être carnivore envers son thérapeute pour l'incorporer à la place du produit. Manière, enfin, qui permet au sujet, sans trop de casse, d'extérioriser jusqu'aux aspects pervers de ses processus internes, pour essayer de parvenir sinon à les maîtriser, du moins à les placer en quelque sorte en dérivation, afin qu'ils n'anéantissent pas (sans être niés) toute démarche vers un autre statut du sujet. Sans qu'à vrai dire il puisse dire le pourquoi et le comment de ce qui est en train de se passer en lui, de quoi participent une certaine satiété, un trop-plein de souffrance, un consensus plus ou moins résigné à une certaine « médiocrité », le sujet, ne pouvant être tout ni dans la Divinité ni dans le manque, ni dans la conscience de soi, préfère alors une interprétation de son identité à une destruction totale par la folie ou par la mort.

Cette méconnaissance « acceptée » de soi-même est une réduction acceptée par le sujet dès lors qu'elle peut soulager quelque peu sa souffrance. Ce soulagement, à ce stade, n'existe encore que par substitution : la mobilisation de toute l'énergie psychique par la démarche thérapeutique s'obtient par l'exploration quasi systématique de toutes les voies accessibles à l'entendement. Il s'agit d'une guerre de mouvement qui n'a rien à voir avec la lenteur temporelle d'une cure analytique : il faut débusquer l'obstacle, contourner la résistance, séduire, rassurer, matraquer, faire mal, partager, rejeter, se moquer. Bref, laisser le moins de place possible à l'angoisse, à la mémoire des passages à l'acte pervers, et inverser le rapport du passé au futur. Il s'agit aussi d'un jeu, avec juste le manque de responsabilité qu'implique le jeu (ce qui rend en quelque sorte moins angoissante l'angoisse), jeu qui devient désir et vie, réintroduit le rire, fût-il grinçant. Cette mise en dérision permet elle aussi le glissement de l'angoisse du non-être vers une forme de vie. Il y a ici *travail*, comme on parle du travail de l'accouchement, alors même que, pour le sujet, qu'il le sache ou non, il n'y a pas d'autre projet que le compromis indiqué plus haut. Cette expérience de vie est difficilement descriptible ou quantifiable, encore moins prévisible, et, dans son contraire, peut renforcer la souffrance du sujet qui ne saisit pas très bien où il va, qui sera envahi par le doute et qui aura des sursauts de révolte, des démarches abandonniques, dès lors qu'il peut nourrir le sentiment de passer un marché de dupes.

Est-il possible d'introduire des éléments de morale sociale ou d'éthique de vie dans un tel travail, lequel deviendrait en quelque sorte un projet partiel acceptable par le sujet ? On devine toutes les réticences qu'un thérapeute peut éprouver devant une telle intrusion qui peut n'être que l'intrusion sadique de ses propres comptes à régler. Mais, en même temps, « obliger » le sujet à se situer par rapport à une morale peut s'avérer utile en tant que fantasme d'émancipation par rapport à la souffrance, s'il ne s'agit pas de troquer une dépendance pour une autre dépendance et s'il n'y a pas là une de ces techniques de « renforcement » utilisées sans réflexion éthique par les méthodes comportementalistes. Une telle utilisation, avec toutes les réserves qu'elle impose, peut amener un peu plus le sujet à se déposséder d'une souffrance qui cesserait d'être innocente pour se vivre comme « égoïste », et qui, dès lors, aurait besoin d'un exutoire.

Une nouvelle compensation d'ordre symbolique lui est alors offerte, et tous les manques et imperfections qu'il ressent peuvent s'investir dans un imaginaire alternatif de celui qu'il utilisait jusqu'alors. Possibilité qui investit le « savoir » d'un pouvoir sur le somatique et le psycho-affectif un tant soit peu artificiel, mais qui, en même temps, comme nous l'avons déjà dit, renvoie à un non-savoir tous les problèmes de la non-identité et du pourquoi de la brisure, donc de la souffrance. Cette souffrance devient alors autant intellectuelle qu'instinctive ; faute de guérir ou de devenir « achevé », le sujet trouve dans les armes culturelles de son temps (la psychanalyse ?) les moyens d'un combat qu'il peut mener. Faute d'être Dieu, faute de mourir, il peut, à défaut du plaisir, y trouver quelque satisfaction. A une souffrance sauvage, informulable, succède une souffrance en quelque sorte domestiquée ; à l'angoisse révoltée d'un non-je répond peu à peu un je culturalisé, accessible par l'intelligence, ce qui rend possible la renonciation, du moins une certaine renonciation à une identité fusionnelle et totalitaire, à cet inconnu entr'aperçu dans le moment du miroir brisé et tant recherché dans et par la démesure.

Dans ces conditions, il n'y aura jamais plus recherche de l'extrême, et l'intériorité dominante cède la place à des compromis avec le réel, au détriment de l'imaginaire et même du symbolique. La souffrance se focalise sur la vanité de toutes choses, le futur lui-même devient infirme, en ce sens qu'on n'en attend pas grand-chose, hormis le non-retour à un seuil insupportable de souffrance. Pour qui est étranger à une telle expérience, c'est une pauvre vie, une vie en rétréci qui s'affiche, mais le signifié de cette insignifiance est une victoire, malgré tout, sur la mort et la folie, qui éloigne l'angoisse et le désespoir les plus farouches. On peut même aller plus loin et affirmer que, pour la première fois de sa vie, le sujet n'est plus cet éternel prisonnier qui n'avait d'autres ressources que de se chercher et de se définir dans le système qui l'avait initiatiquement blessé et où toutes ses tentatives n'aboutissaient qu'à une accumulation de manques et à une béance plus grande encore.

Alors que la magie donnée par le produit était devenue une magie noire, source d'indicibles terreurs et de cauchemars, l'affrontement avec le réel, s'il n'est pas exaltant et s'il n'atteint jamais les hauteurs de la lune de miel avec le produit, apporte une irremplaçable sécurité, parce qu'il est réducteur de la peur et de l'angoisse. Et cette notion de sécurité devient un paramètre indispensable à la vie et au confort du sujet. Bien qu'il sache (et admette) qu'il s'agit d'une « solution » inachevée et inachevable, et qu'il aura en lui et par rapport aux autres un perpétuel « déphasage », le sujet *a besoin* de cette distance neutralisante par rapport à tous ses problèmes, et ce besoin prend le pas sur toutes formes du désir. Du moins sur le plan de l'imaginaire, car ce dé-envahissement du champ de la conscience laisse toute sa place au désir sexuel, avec, dans ce domaine aussi, une réduction dans le choix hétéro ou homosexuel de l'objet. Ce qu'il ne pouvait pas faire tant qu'au-delà du désir le choix de l'objet sexuel était dicté par la recherche de l'unité identificatoire, par Narcisse se cherchant dans un miroir perdu.

Pourtant, ce chemin si difficile à parcourir et qui paraît à tant d'hommes dans le malheur si enviable laisse quelque part un goût d'amertume : au terme de mille aventures, de mille morts, tout est nul, il n'y a place que pour la répétition de la banalité : fini les scansions et les acmés, les envolées et les descentes, les chants divinatoires et les passages de l'autre côté du miroir et de l'autre côté de la mémoire. La souffrance est dans le renoncement, l'aventure échoue et donne raison aux psycho-pathologues. Etre homme est estimable, être nain devient une mutilation. Il n'y a pas de cohabitation possible entre le passé et le présent, et le plaisir dans sa mémoire doit être évacué pour éviter, élucider toute tentation catastrophique. L'amertume est là à chaque aune du temps qu'il faut réapprendre à compter, alors qu'hier encore, en une seconde, on était transporté dans des espaces intersidéraux, et en un siècle on refaisait un passé de nourrisson ! Il n'y a pas de monotonie heureuse, quelle qu'en soit, nous l'avons dit, l'inéluctable nécessité. Le drame est dans la sérénité obligatoire, dans la mesure infligée par laquelle le sujet est obligé de passer, dans l'ordre après le chaos.

L'amertume va de pair avec l'ambivalence et la confusion. Ce sont maintenant d'autres contraires qui cohabitent en lui, mais des contraires quand même, même si, à titre plus ou moins définitif, le volontarisme a tracé un chemin. Il serait vain de croire un seul instant que l'incroyable mélange de contradictions a disparu comme par enchantement. Simplement, le renforcement orthopédique du moi permet au sujet de faire ses choix et de se persuader que le reste appartient à un passé désormais révolu. Mais le fond harmonique, la musique de fond affective reste et restera l'amertume et l'ambivalence, et l'importance du non-dit. Un non-dit qui ressemble d'une certaine manière au non-dit des déportés des camps nazis : comme si toute expérience était intransmissible. Il est vrai que la perte d'un soi qui n'a jamais véritablement existé et qui ne se manifestait dans sa relation avec l'extérieur que par un défi permanent, amoral et démesuré et une souffrance de conduite seule perceptible, reste une perte dont la nostalgie est incompréhensible à tout autre. A tout autre, la perte de ce soi-là apparaît comme un acquis positif, comme la possibilité pour le sujet d'aller aux êtres humains qui deviennent enfin ses semblables. Pour le sujet, cette perte restera, quoi qu'il fasse, un drame qu'il lui est interdit d'objectiver. La brisure n'est plus seulement entre lui et lui-même, elle est entre lui et les autres ; l'amertume n'est pas dans le manque, elle est dans le mensonge par omission permanent, sans sublimation possible.

Jamais, dans l'aventure humaine, l'obligation de rupture n'a été aussi totalitaire ; même la marche vers un mysticisme accepté part d'une motivation intime, d'une adhésion de soi avec soi (quelle que soit la suspicion néo-pathologique avec laquelle on peut la considérer). Sans aucune certitude de conclusion heureuse, désirs et instincts doivent impitoyablement être censurés, sous peine d'un retour envahissant de la souffrance et donc de la désintégration. Il faut céder la place à la construction culturelle dont nous avons parlé, véritable apprentissage d'une démocratie psychique et d'une démocratie sociale qui prend toute sa valeur dans l'extrême difficulté à l'acquérir. L'équilibre s'obtient non pas dans la recherche d'un objet, mais dans la recherche dynamique, toujours instable, de cette démocratie psychique, sans artifices ni triche envers ses côtés négatifs, ses nostalgies de paradis perdus. Le mouvement de cette démocratie, si douloureux qu'il puisse être parfois, est néanmoins un mouvement : soit l'opposé de la mort. Il apporte — ce n'est pas négligeable — une gratification quant à l'idéal du Moi.

Le mouvement en question permet dans le même temps d'intégrer, de trier, et, si besoin est, de mettre à l'écart les ambivalences nostalgiques dont nous venons de parler. Il ne s'agit pas d'une intégration impossible à une personnalité unifiée — celle-ci n'existe pas —, mais d'un compromis mobile qui colmate toute nouvelle déchirure, en même temps que d'un choix volontariste — facilité, il est vrai, par tout le travail orthopédique de la thérapie qui écoule la peur et la dramatisation dans le flux relationnel. Mouvement qui n'est pas sans contradictions ni dérobades, mais qui, dans son sens choisi, réussit à rendre aussi diffus que possible les autres mouvements psychiques, et en particulier le monde pulsionnel dans sa démesure, tel qu'il prévalait auparavant. Cette incompatibilité voulue ne se construit pas en une fraction de seconde, et on mesure le combat à mener, d'autant plus incessant que le dialogue intérieur (schématiquement entre le ça, le moi et le surmoi) est longtemps biaisé par l'interdit d'un non-dit extériorisé, alors qu'à ce stade, l'acquis d'une parole vraie et indépendante serait d'un immense secours.

Le souvenir des effets du produit peut être alors utilisé et métabolisé d'une autre façon : tant qu'il utilisait la drogue, le sujet a fait l'apprentissage du côté transitoire, artificiel, en dérivation de ces effets : ils apparaissaient et disparaissaient. Le sujet, quel qu'en fût le désir, n'a jamais réussi à les incorporer tout à fait à sa personnalité. En s'appuyant maintenant non plus sur le souvenir du plaisir et de la fusion, mais sur le souvenir de ce côté artificiel, interrompu des effets du produit, le sujet est aidé à admettre l'impossibilité d'intégrer jamais les tendances contradictoires inhérentes à son psychisme. Le monde pulsionnel est relativisé, renvoyé à la place des effets du produit, comme le sont plus ou moins les atmosphères, les mélodies d'angoisse et de souffrance. Ils existent, mais ils sont relativisés. On peut attendre que leur impact compulsif se relâche, s'assoupisse. On fait avec, sans urgence, hors de toute urgence psychique. Là où il y avait scansion et acmé, on réintroduit le temps, on peut explorer d'une autre façon l'espace psychique. Le monde psychique affectif et pulsionnel cède la place à qui prend la place, non sans flux et reflux, ni sans turbulences. Rien n'est linéaire, même en démocratie, et les équilibres institués sont particulièrement instables, d'où la nécessité de l'arc-boutement institutionnel et psychothérapique, qui eux-mêmes doivent être quelque part un modèle de pratique « démocratique » en miroir, et pas seulement un rapport de forces dominant-dominé. Ce miroir aide à la polémique intra-psychique, il devient référent et non pas seulement appui. Mais il ne peut le devenir que si, dans le champ de sa propre démocratie, l'harmonie et la musique sont heureuses et donnent au sujet un sentiment de plaisir, le contraire de la sécheresse d'un discours ou d'une méthode moralisante et culpabilisante. Bref, compte autant la façon de faire que le fondement de tout le travail dit thérapeutique.

Se pose la question fondamentale du pouvoir de ce travail par rapport à l'énorme échafaudage de la destructuration du moi psychique, biologique, bio-chimique et neuro-physiologique depuis la brisure jusqu'à la fin de la prise du produit : en quoi, par exemple, une telle intervention retentit-elle sur la souffrance enclenchée par la demande des récepteurs spécifiques ou non spécifiques de la morphine ? N'est-ce pas l'alibi d'une ignorance et d'une impuissance que cet abord théorique et que cette pratique ? Il est vrai qu'en l'état de nos connaissances, nous ne faisons qu'effleurer les mécanismes mis en cause par une toxicomanie et que, notamment, le fonctionnement du cerveau est infiniment plus compliqué que nos schémas réducteurs, mais il n'en est pas moins vrai qu'entre le biologique, le relationnel et le psychique, existe un réseau associatif où le câblage psychique et la part volontariste (cf. l'apprentissage de la lecture ou de l'écriture) ont un rôle fondamental, et que l'action thérapeutique en ce domaine est possible et vérifiable tous les jours. Avec les drogues, nul ne peut nier cette évidence criante : que des produits chimiques inertes produisent de l'imaginaire et du plaisir, production qui n'est nulle part réductible à un processus physico-chimique, aussi complexe soit-il. Sans surestimer l'importance d'un tel contenu, force est de constater qu'il confine à une créativité de poésie, de philosophie et de mystique (entre autres), et également d'érotisme imagé, qui appartient spécifiquement à l'espèce humaine et qu'aucune science n'a mise en évidence dans les espèces animales, même si, pour la première comme pour les secondes, des processus plus ou moins complexes peuvent être sous-tendus par des processus simples ou compliqués de nature biologique.

Une thérapeutique bio-moléculaire, comme nous le montre l'exemple des neuroleptiques en psychiatrie, pourra anesthésier momentanément les effets douloureux des processus en cause ; elle n'arrêtera pas leur évolution, ni la possibilité de déplacement du symptôme. Il en va de même de toute thérapeutique comportementaliste. Il n'y a pas d'antidote à la mémoire de la brisure d'une part, du plaisir du produit d'autre part, autre que la construction de cette démocratie psychique dont nous venons de parler, mais qui a plus de points communs qu'on ne pense avec la pompe à sodium qui régit les mouvements intra-cellulaires. (Là encore, il s'agit d'un processus actif et mobile de successions d'équilibres instables qui permettent la vie et l'activité de la cellule !) Seul l'apprentissage intime de ce processus entraîne l'acquisition d'un « savoir » compétitif avec la souffrance et la mémoire du plaisir.

Mais il ne peut être question de lui demander plus qu'il ne peut donner : le pouvoir du « savoir » n'est qu'un pouvoir réducteur, avons-nous dit, et, au pire, uniquement linguistique. Il développe sa propre norme et ses propres interdits : le non-dit pourra certes être formulé, il ne cessera pas pour autant d'être indécent et illégitime : la liberté sera verbale, elle ne débouchera pas sur une pratique. Il y a rupture de la communauté de destin avec les autres toxicomanes, mais, quoi que le sujet puisse en dire, il le vivra quelque part comme une trahison. Rien ne communiquera plus entre les deux mondes qu'un regard furtif, un écho de musique en cachette, à la sauvette. Or, le sujet a soif de ces communications troubles, il a la nostalgie de ces temps forts où il était à la fois pénétrant et pénétré, lascif et asexué, de ces violences envers lui-même et les autres.

Nostalgie ambiguë, certes, car il sait qu'il a atteint le point de non-retour, mais qui d'entre nous n'éprouve pas, à un degré moindre, le désir fou de forcer toutes les portes quoi qu'il arrive ? Le toxicomane qui a approché au plus près l'enfer et le paradis a, plus que d'autres, l'impérieuse pulsion de vouloir à nouveau accéder à l'extrême, et y renoncer comme il s'y engage à chaque instant se paie de cette atmosphère de nostalgie qui peut être en demi-teinte, mais qui peut aussi basculer dans un versant franchement mélancolique, quand se dénude trop brutalement la misère du sujet et que celui-ci n'est plus que ce que Bataille appelle « un miroir de la mort ». On peut, on doit redouter une telle possibilité évolutive (qui ne se différencie que par sa démesure de ce que peut éprouver tout homme), mais, comme il est souvent question d'atmosphère, de dimension affective dans le domaine de la toxicomanie, le contre-feu possible réside justement dans l'atmosphère magique de la relation, en dépit du risque de continuité de la dépendance qu'elle comporte. Si complexe que soit le dosage du magique et du réel, du désir et du besoin, de l'ambivalence et du volontarisme, c'est de ce mélange que dépend pour un temps le sort du sujet. Toute thérapie doit affecter les divers aspects de la personnalité du toxicomane, à condition que les choses soient dites : y compris l'appel au magique, et sa coexistence avec un volontarisme rationalisé. Mais on mesurera mieux la difficulté d'une telle démarche si on se rappelle combien l'imaginaire du sujet a été pressuré avant la rencontre avec le produit, et surtout au cours de cette rencontre !

Nous l'avons déjà dit, la magie fera moins appel aux fantasmes ou à l'hallucination du réel qu'à l'atmosphère, à ce que certains clients appellent par exemple (mais exemple réducteur) les « vibrations ». Un développement défectueux d'une telle relation privilégie la souffrance et la nostalgie par rapport à la démocratie psychique, et prive l'ensemble de la personnalité de ses possibilités de se battre : la nostalgie se mobilise alors contre la souffrance, ce sera ou la rechute ou la mélancolie. Ce sera aussi l'impatience, la lenteur de toutes choses faisant passer des éclats dans la difficile démarche : partout et tout le temps on est en équilibre instable (que peut masquer la répétition du cérémonial psychanalytique, pour peu qu'on y adhère !), on veut saisir dans le même temps ce qui va cesser d'être et ce qui ne cesse pas de ne pas être. Le sujet et son thérapeute butent devant cette impossibilité qu'ils ne peuvent que contourner en noémisant les choses : c'est ainsi que le « transfert » analytique devient une valeur en soi, comme le manque ou la dépendance, etc. Il faut toujours un effort, une tension permanente pour adhérer à une telle noémisation qui ne laisse au sujet qu'une illusion de repos, ce qu'est l'anesthésie par rapport au sommeil naturel. Un tel effort rend vaine toute tentative d'assouvissement du désir, et aseptise même le besoin. On stérilise tout risque, mais, partant, on risque la stérilisation du sujet, sauf si l'on peut le valoriser par son choix consenti de la démocratie (comme un prêtre qui réussit vraiment à renoncer à sa sexualité).

Le sujet désintoxiqué ne sera jamais apaisé. Il n'est dans le pouvoir d'aucun homme de l'apaiser, si ce n'est, et encore, dans l'instant bref de l'acte d'amour, ou dans l'illusion (plus fréquente chez lui, peut-être, mais plus illusoire aussi) de l'extase amoureuse. Mais ces instants mourront vite. A la nostalgie s'ajoute quelque peu la déception : ce n'est que ça, la terre promise ? Mais également un immense étonnement : malgré tout cela que nous venons de décrire, le sujet vit, et chaque jour, sans être trop confronté avec le besoin compulsif de la répétition ou la répétition impulsive du besoin, il vit l'expérience de la non-dépendance (avec, les premiers longs temps, la sensation qu'elle n'est que simplement suspendue), et il ne peut plus parler de la même façon du manque car, quelque part, il lui manque du manque. Ce qui lui était le plus intime, son plus ancien compagnon, est devenu à son tour une noémisation, un non-savoir, qui ressemble maintenant à des non-savoirs banals, non réductibles certes, mais infiniment moins douloureux, surtout moins ineffables et donc plus familiers au thérapeute qui s'y reconnaît mieux et communique d'au tant mieux avec le sujet.

Celui qui se déshabille ainsi a droit à un immense respect, car il accomplit un immense travail devant lequel reculerait le commun des mortels (qui ne prend peut-être pas de drogues par peur d'être acculé à un tel effort !), travail à l'extrême possible d'une démarche humaine, tant tout ce qui était antérieur et qui l'attirait dans la démesure et le chaos physique et psychique était vécu, ressenti jusqu'à la plus infime cellule comme le seul possible, et tant tous ces états si proches lui paraissaient impossibles à mettre en cause par crainte d'une nouvelle brisure, par crainte que le pseudo-miroir plus ou moins recollé (dont les morceaux, en tout cas, étaient suffisamment rapprochés par le produit ou le souvenir du produit) ne vînt à se briser à nouveau, ne l'abîme plus loin, sans aucun imaginaire, avec le trou noir d'une béance incomblable et l'entrée sans fin dans l'angoisse, dans une sorte de nuit sans lever du jour.

Le sujet n'ignore rien du risque qu'il a encouru, à tout autre que lui réellement inimaginable, et les résultats qu'il obtient, malgré toute la nostalgie et la déception, lui sont inestimables. Il est pour lui-même devenu un nouvel « initié ». Et cette initiation, qui accepte le leurre de la démarche et le non-apaisement, il peut la vivre à la fois comme ce qui est le plus loin du possible et comme une victoire aux dimensions de l'homme. Il n'est plus et ne sera plus jamais Dieu, mais il n'est pas et ne sera jamais plus en enfer. Il s'accepte comme un homme qui sait ce qu'*homme* peut vouloir dire, ce qui n'est pas donné à l'homme quelconque ! L'expérience qu'il vit lui fait occuper une position à nouveau à part : il perçoit sa vie comme s'il avait maintenant plusieurs miroirs à sa disposition, sans être dupe du fait qu'il s'agit vraiment de miroirs et non de lui-même.

Mais il n'est pas que spectateur, il choisit, volontaire, son miroir préféré, il cherche et il trie, il n'a plus cet irrépressible après-désir de voir ce qui se dérobe. Et le symbolique rejoint ici le réel, car il est désormais capable d'accepter la nuit. La nuit qui n'est pas ce lieu où, dans la solitude et le fantasme, s'offre à chaque fois, dans l'angoisse de la punition et de la mort, l'altération du miroir ! La nuit cesse d'être ce monstre qu'il côtoie depuis sa prime enfance. A présent il peut s'absorber en elle, même si le souvenir de ce qu'elle était le pousse maintes et maintes fois à retarder le moment de s'y plonger. Désormais il peut accepter que la nuit ne soit rien, il n'a nul besoin d'attendre le matin pour vaguement ressusciter. En acceptant la nuit, il accepte l' « entre-temps », la contiguïté peut remplacer la continuité quasi fusionnelle qui le faisait survivre. Terreur ou plaisir, ce n'est plus « tout, tout de suite, maintenant » ; le sujet devient capable de tirer des satisfactions, même affectives, dans l'attente et le différé ; il fait face à une autre dimension du temps qui n'est plus seulement l'instantanéité explosive du temps vécu. Apprenant à attendre, il apprend aussi la loi, lui qui a toujours été hors la loi et qui, à présent, ne peut plus jouer de son imaginaire usé jusqu'à la corde.

La base solide et réelle de ce stade reste la relation thérapeutique qui a résisté comme un roc à toutes les tempêtes déchaînées par le sujet, et qui lui permet maintenant d'explorer d'autres champs possibles de la réalité, par associations successives suivies de vérifications que ces démarches n'entraînent ni douleur excessive ni angoisse insupportable : la loi sociale, par exemple, n'est plus ni rejetée ni surévaluée, mais relativisée à ce que peut être et à ce que peut faire le sujet. Il s'apprivoise vis-à-vis d'elle et l'apprivoise dans le même temps. Il n'a aucun espoir imaginaire de pouvoir l'annuler, mais il découvre qu'elle n'est plus impossible à vivre et qu'elle peut faire fonction d'une sorte de miroir ; d'un de ces miroirs alternatifs qu'il apprend à utiliser maintenant, dont la multiplicité remplace tant bien que mal le miroir initiatique et qui permettent ainsi à une certaine identité de prendre corps, leur multiplicité compensant en quelque sorte la fragmentation du miroir initial, permettant en tout cas une référence « rationnelle » à une telle fragmentation. D'où la possibilité, tout en n'étant toujours pas soi-même, de construire un « équivalent » qui pourra faire l'affaire, qui résista en tout cas aux chocs, qu'ils soient événementiels ou subjectifs, car, pour lui, il n'y a pas de temps meilleurs à espérer, ni pires à redouter que tout ce qu'il a vécu.

Au temps de l'ambivalence nostalgique succède le temps de l'ambivalence constructive. L'ambivalence reste et restera ; en se prolongeant, elle perpétue l'illusion d'une liberté possible et atténue quelque peu le sentiment d'avoir fait un marché de dupes. Mais le sujet, en construisant cette espèce d'unité, s'est forgé un « vouloir-vivre », source de désirs plus prosaïquement humains et dont témoigne celui d'avoir un enfant, c'est-à-dire de se reproduire, donc de se vivre en tant qu'existant qu'on vérifie en procréant. Au douloureux hédonisme narcissique peut succéder le vouloir-vivre dans et par l'espèce, vécu comme une victoire lucide sur l'instinct de mort — cette mort omniprésente depuis la prime enfance jusqu'à en devenir le désir, tellement monstrueux, tellement incestueux, tellement illégal et en même temps si inéluctable que le toxicomane le masquait par la lune de miel avec le produit, puis par le manque et la dépendance.

Comme tout est désormais relativisé, noémisé, le toxicomane peut vivre avec un désir de mort relativisé et une peur de mourir noémisée. Car son discours ne nie pas sa propre valeur, il est partie prenante à l'élaboration de cet équivalent d'identité et développe une logique propre d'autonomination. Il contribue à un autre codage du sujet. Le processus est patent dès lors que le sujet entre en psychanalyse (quelquefois d'une façon prématurée et/ou démesurée), mais également pour les autres où, entre le « C'est fini, je veux décrocher » de l'appel d'offre initial et le « Je sais que je ne veux pas en reprendre », il y a toute l'importance du « *je sais* » qui est le condensé de tout ce travail dont nous venons de parler : ce « *je sais* » peut se révéler faux, en telle circonstance ou en telle autre, mais il signifie déjà obligatoirement que *cela* est maintenant connu, reconnu par le sujet, et, de ce point-là, il ne peut revenir en arrière : il est définitivement dans un certain état qui est autre que celui du sujet intoxiqué. En disant « je sais », il dit « *c'est* » et il y adhère, car cela lui apporte au minimum une certaine sécurité, en tout cas une direction de vie qui est en train de devenir opératoire et lui permet d'endurer les épreuves et de prendre ses décisions. En symbolisant ainsi son désir d'en finir avec la drogue, il attribue une signification positive à ce qui, jusqu'ici, n'avait de valeur que négative (notamment par rapport à l'état de souffrance) ; s'il n'est pas débarrassé de ses angoisses, il vit dans la possibilité d'une « victoire », et l'angoisse, elle aussi noémisée, devient la peur d'un « châtiment » s'il se mettait à reprendre du produit. Elle prend une autre place dans le processus actif pour s'en sortir. En offrant l'alternative du « châtiment », elle devient, elle aussi, à sa manière, constructive, se transcendant elle-même en garde-fou du sujet.

Ce sujet qui se fuit en se trouvant, que l'on entend sans l'écouter, arrivera-t-il à trouver et à accepter rien de plus que lui-même, extérieurement semblable à tout autre, intérieurement porteur d'un si lourd secret ? Nous avons dit que, pour être « désintoxiqué », il n'y a pas d'autre chemin, d'autre impérieuse nécessité que la substitution à la dépendance au produit de la dépendance à une relation thérapeutique dans un premier temps, puis de l'apprentissage de la démocratie psychique dans un second temps, seul rempart contre les déchaînements liés à la brisure originelle, constamment réactivés par le cycle « vérification-rejet », et, de surcroît, seule possibilité de s'affranchir, par une dignité et une liberté recouvrées, de la servitude de toute dépendance. Même si la souffrance et l'angoisse ont été insupportables, même si le toxicomane est entré par toutes les portes dans l'enfer, il est extrêmement difficile et déprimant, lorsqu'on a porté son existence et son imaginaire à l'extrême (dans des conditions de folie, d'asocialité, de haine de soi, de mégalomanie, de toute-puissance du plaisir), de renoncer et de devenir l'homme « quelconque », de ne plus récuser l'humanité entière et d'admettre que ses parents ne sont pas les monstres tout-puissants, cannibales et/ou rejetants, mais un homme et une femme eux-mêmes nés chacun d'un père et d'une mère.

Aussi ne faut-il pas s'étonner si un certain nombre de toxicomanes renoncent, choisissent de mourir, ou, dans une déréliction totale, s'abîment dans un désert solitaire ou la plus infâme des clochardisations ; d'autres encore s'arrêtent à mi-chemin et composent avec l'exigence familio-sociale en devenant les adeptes dépendants de personnages charismatiques ou de gourous plus ou moins pittoresques qui ont tous l'art de manier le sado-masochisme et l'érotisation distanciée, insulte intéressée à la dignité que tout homme mérite, et faute professionnelle et morale, puisqu'elle ne règle rien et rend à la rue, comme épave, quiconque ose se révolter.

Sur le chemin à parcourir, il n'est d'autre démarche qu'humaine, modeste, relative. Le toxicomane doit abandonner beaucoup de lui-même, et d'abord de ne pas être tout. Mais il y gagne ceci que son esprit cesse d'être son propre esclave, et que sa vie ne soit pas que totale servitude, ni seulement machine à consommer. Il n'y a pas là victoire de critères normatifs sur les valeurs du plaisir, de l'hédonisme et de la rencontre de Dieu ; ni quelque revanche du médiocre sur celui qui a osé. Le toxicomane est mort parce qu'il a été au bout de son voyage. Ce voyage — et c'est ce leurre qui est en cause —, il ne l'a fait ni en solitaire, ni volontairement. Il l'a fait dans une histoire : celle du moment socioculturel dans lequel il vit, celle du système familial qui l'a fabriqué et dont les inter-actions le conditionnent et le manipulent, celle du produit. La prise de produit n'est ni ascèse, ni philosophie, ni sainteté. Elle se fusionne avec les données de cette histoire. Et cette histoire conditionne le rapport au réel du sujet.

Le thérapeute n'a pas à dire la loi, il n'a pas à dire si la prise de produits est bonne ou mauvaise. Il sait que tout dépend du point de vue où l'on se place. Il a, c'est son honneur et sa gloire, à prendre en charge des situations de souffrance, quelles qu'elles soient, laissant le libre choix de sa vie à tout sujet qui se confie à lui. Sa rencontre avec la toxicomanie et le toxicomane le mène plus haut et plus loin qu'il n'aurait voulu aller ; il arrive que des thérapeutes s'engagent sur ce chemin avec avarice. Ils s'exposent ainsi à ne pas se trouver eux-mêmes, ce qui n'est pas si grave, mais aussi à refuser à leurs patients le droit à la non-souffrance, ce qui est scandaleux.

Mais le scandale n'est-il pas toujours dans le fait que, comme du temps de Galilée, certains se refusent à admettre que la Terre tourne ?

septembre-décembre 1982.

Bibliographie

Pour la Science, Numéro sur le cerveau, nº 25, novembre 1979.

La Kabbale, Maurice Szafran, Payot éditeur, 1979.

De la certitude, Ludwig Wittgenstein, *Idées*, Gallimard, 1976.

La Dépression et les Etats-limites, Jean Bergeret, Payot, 1980.

Inhibition, Symptôme et Angoisse, S. Freud, P.U.F., 1971.

L'Ecriture et la Différence, J. Derrida, Collection Points, Seuil.

Naissance de la Physique, dans le texte de Lucrèce, Michel Serres, Editions de Minuit, 1977.

Entre le Cristal et la Fumée, Henri Atlan, Seuil, 1979.

L'Expérience Intérieure, G. Bataille, Tel, Gallimard, 1980.

Le Mythe de l'Androgyne, Jean Libis, L'île verte, 1980, Berg International.

Table des matières